내 얼굴

비대칭?

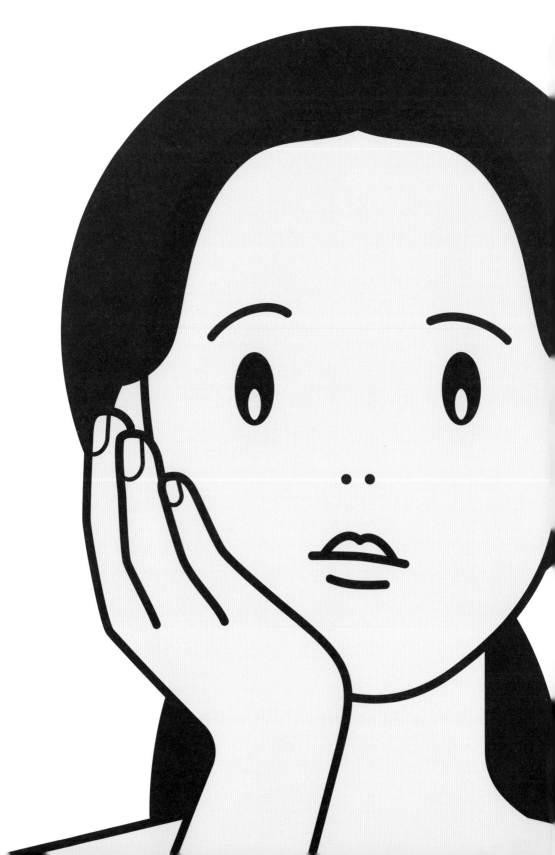

내 얼굴
비대칭?

김담희 지음

"사진 찍을 때마다 스트레스예요. 맨날 같은 방향으로만 찍어요."

"얼굴 비대칭 같은데, 시술이나 수술을 해야 할까요?"

얼굴 전문 한의사 김담희의 '아안 운동'을 추천합니다.

안전하게, 내 손으로, 가장 나다운 얼굴을 만들어요.

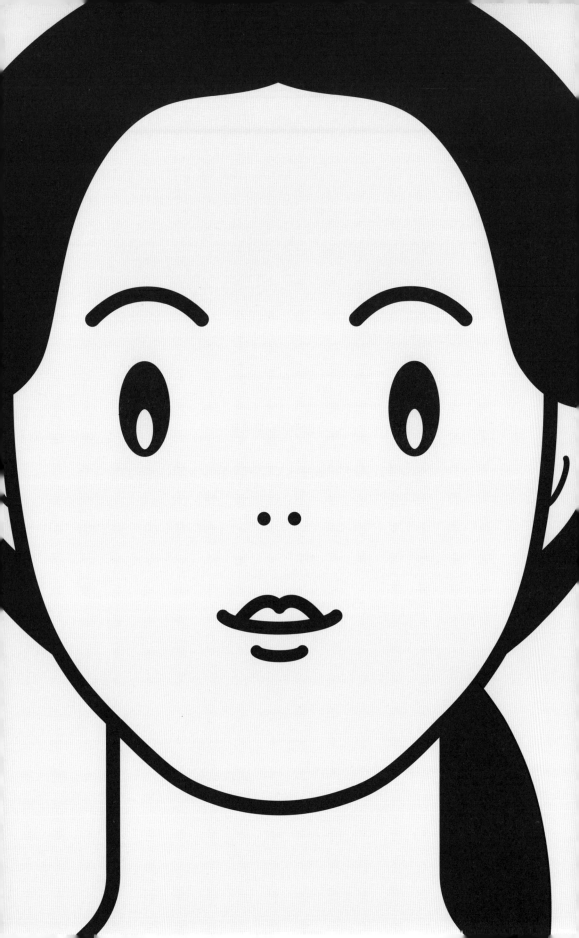

prologue

얼굴을 가꾼다는 건, 마음을 가꾼다는 것

얼굴이란 단어를 좋아합니다. '얼굴'이라고 발음할 때의 울림과 느낌도 좋고요. 영혼의 통로라는 뜻의 이 단어는 우리 마음이 머무는 곳이 얼굴임을 단어 그 자체로 말해주고 있어요. 또, 오랜 시간 얼굴 치료를 전문으로 해온 저에게 치료가 궁극적으로 가야 할 방향을 보여주는 듯합니다.

이 책이 소개하는 '아안 운동'은 '아름다운 얼굴을 위한 운동'입니다. 아름다운 얼굴은 '가장 나다운 나의 얼굴'입니다. 나의 생각, 나의 행동, 내가 어떤 것을 가치 있다고 느끼는지, 어떤 것에 기뻐하고 슬퍼하는지, 그 모든 '나다운' 것을 담고 있고, 내가 나 스스로를 기쁘게 바라볼 수 있는 그런 '나의 얼굴'입니다. 내가 '다른 사람처럼' 보이는 얼굴은 아름다울 수 없다고 생각합니다. 아안 운동은 전혀 다른 사람의 얼굴이 되고 싶어하는 분들을 위한 운동이 아닙니다.

우리는 '나'를 온전히 담고 있는 내 얼굴을 긍정하는 데서 시작합니다.

저는 '담안라인침'이라는 얼굴 비대칭 및 얼굴형 침 치료를 수년간 이어오고 있어요. 한 분 한 분의 얼굴 특성을 분석해야 하고 집중력과 에너지를 요하는 섬세한 치료여서, 진료의 질을 유지하기 위해 한정된 소수의 분들만 진료하고 있습니다. 환자분들의 고민을 듣고, 얼굴을 분석하며, 치료를 해나가는 시간으로부터 제가 배울 수 있었던 것들은 의료인으로서도 값진 것이었지만, 한 개인으로도 큰 의미가 있는 내용이었어요. '가성비'를 내세우는 수많은 미용 시술들 사이에서, '느리고 자연스러운 변화'를 추구하는 침 치료가 환자분들의 지지와 애정을 받게 되는 과정은 그분들과 제가 함께 여러 가지 면에서 상호작용하며 나아가는 작업이었고, 감동적인 일이었습니다. 하지만, 오프라인에서 많은 분들과 함께하기에는 시간적 물리적 한계가 컸고, 어떻게 하면 제가 생각해온 얼굴 치료의 이상을 진료실 밖에서 더 많은 분과 공유할 수 있을지, 또 공감대를 형성할 수 있을지를 생각하게 되었습니다. 그렇게 이 프로젝트는 시작되었어요.

우리 얼굴은 매일 상호작용을 하는 생명체와 같습니다. 한 번의 시술, 잠깐의 운동으로 교정되지 않습니다. 생명이 있는 모든 것은 고정된 상태로 있지 않으니까요. 심지어 성형수술을 한 후에도 얼굴 모양은 변할 수 있어요. 우리가 매일 얼굴 근육을 쓰는 방식, 얼굴 근육과 관련된 몸의 구조를 사용하는 방식 등에 의해 계속 상호작용이 일어나지요. 뿐만 아니라 노화로 피부의 탄력과 얼굴 근력이 떨어지면 변화는 생길 수밖에 없습니다. 저의 치료와 아안 운동은 우리의 인생에 20, 30대만 있는 것이 아니며, 시간의 흐름 속에서 내가 하는 선택들이 누적되고 자연스럽게 노화를 경험하는 과정을 거치게 된다는 사실을 받아들이는 가운데에 있습니다. 그렇게 우리가 선택하지 않았지만 다가오는 것들로 인한 변화를 기꺼이 수용하면서도, 매일 몸의 건강을 위해 운동을 하듯, 얼굴도 우리가 스스로 노력하여 바꿀 수 있다는 것을 또한 반영하고 있기도 합니다. 하루하루가 모여 나의 미래가 된다는 것은 어떻게 보면 감사하고 아름다운 일이라고 생각해요. 우리의 10년 뒤 얼굴을 스스로 책임질 수 있다는 행복한 마음으로 이 책을 아껴주시면 좋겠어요.

이 책에서 다루는 운동의 목표는 내가 기분 좋은 내 얼굴, 내 마음에 드는 내 얼굴을 가꾸는 데 있습니다. 타인의 마음에 들기 위한 얼굴에 대한 이야기가 아닙니다. 물론 나 자신뿐만 아니라 나를 보는 타인의 기분도 좋게 한다면 더 바랄 것이 없겠지요. 하지만, 궁극적으로 초점은 나에게 있다는 것을 말씀드리고 싶어요. 때문에 누군가 내게 턱이 너무 각졌다고 말해도, 내가 그렇게 느낀 적이 없다면 변해야 할 이유는 없습니다. 어떤 기준으로 내 얼굴에 변화가 필요한가는 이 책이 제시하는 진단과 처방과 관계없이 여러분 자신이 스스로를 바라보는 시선을 기준으로 한다는 것을 기억해주세요.

내가 나를 바라보는 시선이 항상 '공정'하지 않을 수도 있습니다. 진료실 안에서, 혹은 밖에서 제가 만나는 많은 분들은 대체로 스스로를 너무 엄격한 기준으로 바라보는 경우가 많았어요. 나에 대해, 그리고 나 자신이 원하는 것들에 대해, 마지막으로 나 자신의 얼굴에 대해, 시간을 가지고 애정을 담아 알아가는 시간이 필요합니다. 어떤 시선으로 나 스스로를 바라볼 것인지, 어떤 것이 나에게 필요한지, 나와 내 얼굴에 대해 잘 파악하게 되면, 외부의 기준에 흔들리지 않는 마음을 가지게 될 거라고 생각해요.

결국, 얼굴 운동은 마음의 운동과 같습니다. 마음의 변화와 얼굴의 변화 중 어느 쪽이 먼저인지 말하기 힘들 만큼 그 관계는 유기적입니다. 평소 내 얼굴을 사랑스럽게 살펴보고 관리해주는 것은, 나 자신의 마음을 매일 돌보고 보살펴주는 것과 같아요. 그렇게 토닥이고 쓰다듬으며 결국 내 마음이 온전히 담긴 내 얼굴을 가꾸어가는 방법과 그 방향을 알게 됩니다. 아안 운동이 지향하는 아름다움은 나 자신의 본질에 가장 가까워지는 것입니다.

아안 운동은 제가 환자분들의 증상을 치료하면서, 그 내용을 보완하고 효과를 극대화하기 위한 방법으로 만들어졌습니다. 저의 치료를 선택해주시는 분들이 없었다면, 결코 시작되지 않았고, 완성하지 못했을 작업입니다.
저와 치료와 변화의 과정을 함께했던 모든 환자분들께, 이 책이 전하는 메시지와 그 기쁨을 함께 보냅니다. 감사합니다.

2021년 가을
지속가능한 자연스러운 아름다움을 생각하며
김담희 드림

FAQ

아안 운동, 궁금합니다!

Q. 아안 운동을 하기 위해 준비할 게 있을까요?

A. 거울만 있다면 특별한 도구 없이 할 수 있다는 게 아안 운동의 장점이에요. 다만 거울은 되도록 정면으로 바라볼 수 있도록 벽에 고정되어 있거나, 90도로 세울 수 있는 것을 추천해요. 그밖에 더 챙겨본다면, 피부에 자극을 줄여주기 위해 로션이나 크림을 바르고 운동을 해주면 더 좋아요. 또 전신 운동을 할 때는 요가 매트가 있으면 좋습니다.

Q. 언제 운동을 해주면 좋을까요?

A. 얼굴에 조금 힘을 가해야 하는 동작들은 아침저녁 세안할 때 폼클렌징을 한 상태에서, 또는 로션이나 크림을 바른 후 해주는 게 자극을 줄일 수 있어서 좋아요. 사실 아안 운동 자체가 어렵지 않아서 한두 가지 동작을 먼저 익히고 습관으로 만들면 책을 보지 않고도 수시로 해줄 수 있답니다. 특히 손을 쓰지 않고 할 수 있는 운동들은 마스크를 쓰는 요즘, 어디서든 할 수 있고요. 언제 어디서든 약간의 여유가 생길 때마다 해주면 좋답니다.

Q. 성형수술을 했거나, 보톡스나 필러 혹은 지방주입 시술을 한 사람에게도 아안 운동이 효과가 있을까요?

A. 수술이나 시술을 해본 분들의 얼굴은, 한 번도 시술을 하지 않은 사람과는 달라요. 예를 들어 보톡스는 널리 알려진 바와 같이 근육의 기능을 퇴화시켜 덜 쓰게 만들어 원하는 효과를 유도하는 시술이에요. 원래의 근육과 달라질 수밖에 없겠죠. 지방 주입은 얼굴에 없던 볼륨을 넣는 것으로, 자기 얼굴에 맞는 능력치의 얼굴 근육에 부피나 무게를 얹게 되어 그전과 움직임이 달라지죠. 당연히 운동 효과는 다를 수밖에 없습니다.

하지만 사실 개개인의 시술 부위나 정도들을 직접 봐야 정확하게 말할 수 있기에 조심스러워요. 분명한 건 어떤 시술이든 하지 않은 사람보다 아안 운동 효과가 '더 좋은' 경우는 없다는 거예요.

Q. 20대가 아닌, 30~40대에게도 효과가 있을까요?

A. 답부터 말씀드리면 "네"입니다! 아안 운동은 얼굴의 근육을 단련하거나 연조직의 긴장을 이완하여 탄력 있고 부드럽게 반응하는 얼굴 근육을 만들어줍니다. 근육 상태가 최상이고, 피부 탄력도 좋은 20대가 아안 운동을 하면 반응이 더 빠르겠지요. 하지만 효과가 나타나는 시점의 차이는 있어도, 도달할 수 있는 결과는 30~40대도 같습니다. 오히려 근육의 운동성이 떨어지기 시작하고 피부 탄력이 저하되면서 조금씩 변화가 생기는 30대 이후 분들은 꼭! 챙겨주시길 당부드립니다. 20대의 아안 운동이 10년, 20년 뒤를 위해 올바른 방법으로 내 얼굴에 투자하고 예방하는 목적이라면, 30~40대는 이미 눈에 띄는 변화들이 심각해지는 것을 방지하고, 해결하기 위해서예요. 설령 반드시 필요한 경우여서 시술을 하게 되더라도 평소 얼굴 근육을 올바르게 사용하는 운동을 꾸준히 해왔다면 부작용의 정도를 줄일 수도 있어요. 마치 근력 운동을 열심히 해온 사람이 넘어져서 다리를 다치고 회복하는 것과. 코어 근육도 없고 운동도 하지 않던 사람이 다친 후 회복하는 것이 완전히 다른 것처럼, 아안 운동은 내 얼굴 근육을 가장 좋은 상태로 유지할 수 있는 운동이라고 생각해주세요.

Q. 비대칭이 없는 사람에게도 아안 운동이 필요할까요?

A. 다이어트를 위한 운동으로 생각해볼게요. 체중 감량을 위해 운동을 한다면 과도한 체지방, 부족한 근력 등을 해결하는 데 초점을 두고 할 거예요. 그렇다면 체중 감량이 필요 없는 사람에게는 운동이 필요하지 않을까요. 물론 아닙니다. 현재 몸 컨디션이나 근육량이 좋고 바른 자세를 가졌더라도 운동과 스트레칭을 게을리하면 그 상태는 너무나 쉽게 무너져내릴 거예요.아안 운동은 이미 비대칭이 시작된 경우 그 정도를 완화하고 더 심해지는 것을 예방하는 데 목적을 두고 있지만, 아직 비대칭이 없는 경우에도 얼굴 근육을 올바르게 움직이고 이완하는 좋은 습관을 길러서 추후 발생할 수 있는 비대칭이나, 노화를 방지하는 효과도 있습니다. 아안 운동은 모두를 위한 운동입니다.

Q. 얼마나 해줘야 얼굴에 변화가 생길까요?

A. 얼굴도 몸처럼 근육으로 이뤄져 있는 걸 기억하면 이해하기 편하실 거예요. 예를 들어 오늘부터 시작해 매일 운동을 한다고 가정하면, 몸에 변화가 나타나기까지 얼마나 걸릴까 생각해보세요.
최소 1개월을 꾸준히 했을 때 변화가 보이기 시작하고, 3개월 정도 지속하면 차이가 느껴지기 시작할 거예요. 얼굴도 마찬가지랍니다. 최소 1개월. 적어도 3개월은 꾸준히 해보기를 추천해요. 분명 변화가 나타날 겁니다.

check

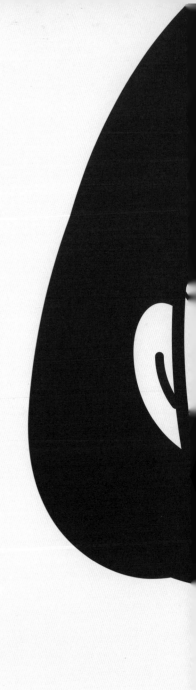

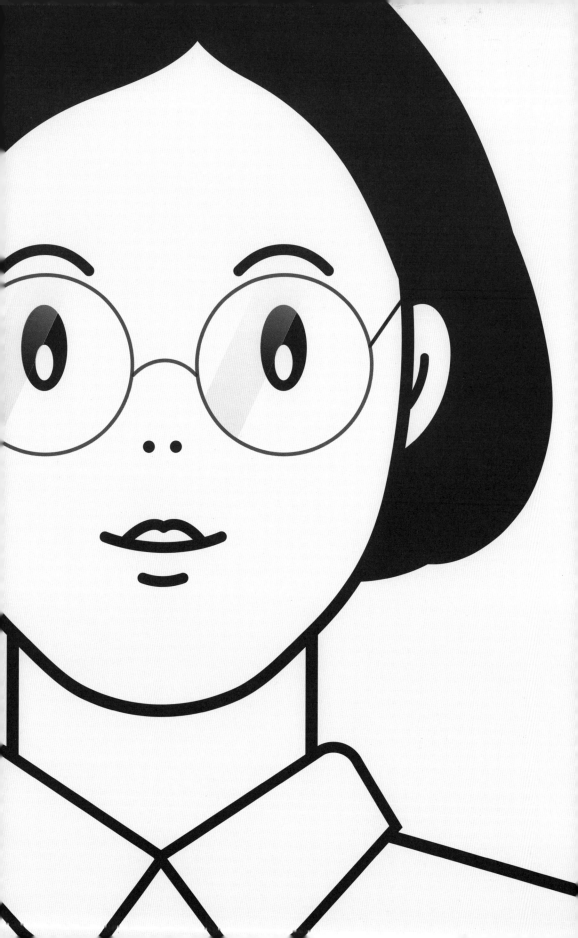

내 얼굴 비대칭,
스스로 진단해보기
check

내 얼굴을 가장 자세히 보는 사람은 누구일까요? 바로 나입니다. 수십 년간 적어도 아침저녁에는 세수를 하며 거울을 봐왔으니까요. 내가 가장 잘 아는 내 얼굴. 그런 내 얼굴의 균형을 스스로 체크할 수 있는 가장 중요한 포인트들을 정리했습니다. 하나씩 체크해보세요.

check 1. 얼굴 전반

☞ 높이 비대칭
☞ 폭 비대칭
☞ 큰 얼굴형

check 2. 눈

☞ 좌우 크기 차이
☞ 미간 주름과 근육 뭉침
☞ 다크서클, 푹 꺼진 눈
☞ 눈꺼풀이 내려와
　졸려 보이는 눈

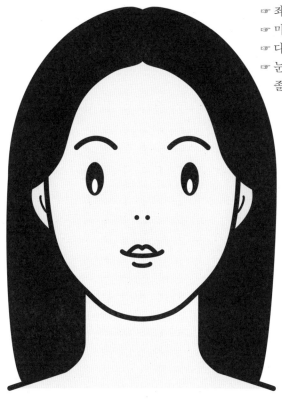

check 3. 광대와 턱

☞ 볼륨이 큰 광대
☞ 앞볼, 광대뼈 라인 근육 뭉침
☞ 씹을 때 딱딱 소리
☞ 사각턱
☞ 좌우 턱 모양 차이
☞ 교정 후 생긴 자갈턱

check 4. 입

☞ 좌우 상하 비대칭
☞ 입꼬리 비대칭
☞ 팔자주름

진단할 때는 얼굴 전체가 잘 드러나도록 머리를 묶거나,
헤어밴드로 정리해주세요.
거울은 벽에 고정된 것을 사용합니다.
손거울은 잡는 각도나 높이에 따라 부정확할 수 있어서 추천하지 않아요.
진단은 얼굴 전체, 눈, 광대와 턱, 입술 순서로 이어갑니다.

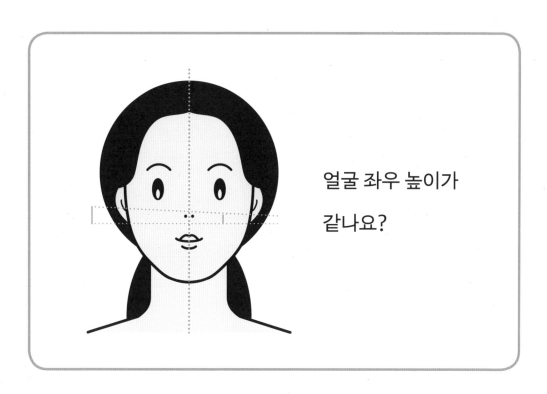

얼굴 좌우 높이가

같나요?

1. 거울 앞에 자세를 바르게 하고 서서 정면을
봅니다. 시선은 계속 거울 속 내 얼굴을 보면서
서서히 턱을 들어올려 고개를 뒤로 젖혀보세요.

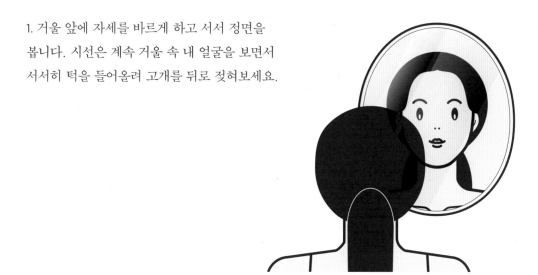

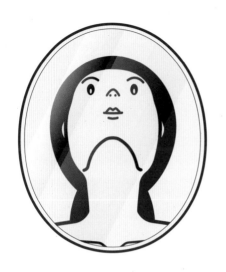

2. 내 콧구멍이 다 보일 만큼 젖혔다면
거기서 멈추기!

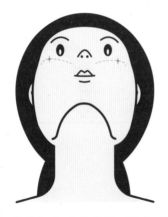

3. 좌우 광대와 볼 부위에서 가장 높은 지점,
언덕의 꼭대기를 찾아요.

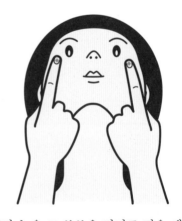

4. 가장 높은 그 부분을 검지로 짚은 채

5. 턱을 내리고 거울을 정면으로 봅니다.

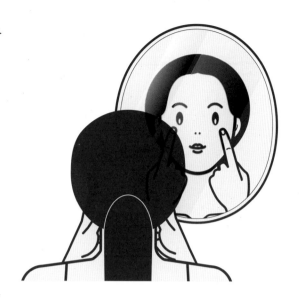

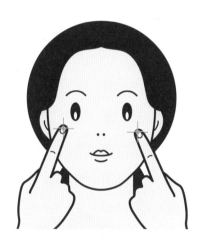

6. 이때 좌우 검지가 짚은 지점의 높이를
체크해봅니다.

7. 좌우 높이가 차이 난다면
'좌우 얼굴 높이 비대칭'으로 판단합니다.

☞ 48쪽 '표정 근육 운동'을 해주세요.

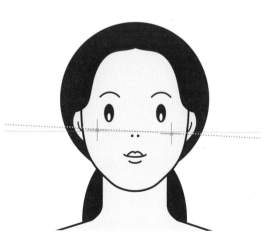

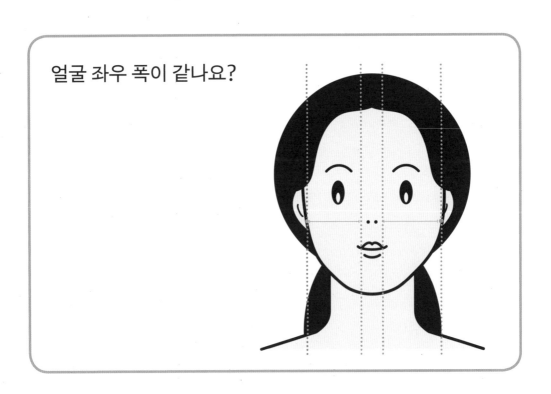

얼굴 좌우 폭이 같나요?

1. 거울 앞에 자세를 바르게 하고 서서
정면을 봅니다.

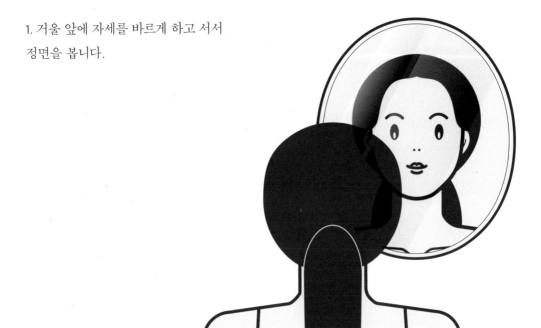

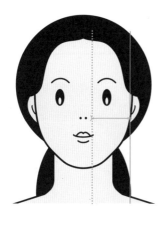

2. 오른쪽 콧망울 옆에서 거울에 보이는
오른쪽 얼굴 끝 라인까지의 폭을
확인해보세요.

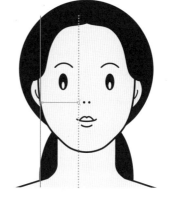

3. 왼쪽 콧망울 옆에서 거울에 보이는
왼쪽 얼굴 끝 라인까지의 폭을 확인합니다.

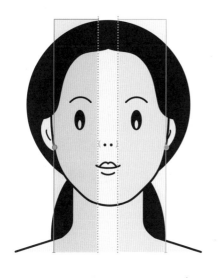

4. 한쪽이 더 넓다면
'좌우 얼굴 폭 비대칭'으로 판단합니다.

☞ 52쪽 '광대 근육 운동'을 해주세요.

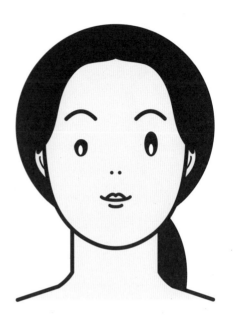

• 같은 힘으로 눈을 떠도 한쪽 눈이 더 작아 보이나요?

• 사진을 찍으면 한쪽 눈만 찌그러져 보이나요?

☞ 66쪽 '눈 근육 운동'을 해주세요.

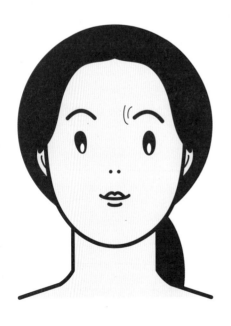

• 미간 주름이 있나요?

• 무표정하게 있어도 인상을 쓴 것처럼 보이나요?

• 언제부터인가 눈썹 앞부분에 볼록하게

근육이 잡히는 게 보이나요?

☞ 71쪽 '눈썹 앞 근육 운동'을 해주세요.

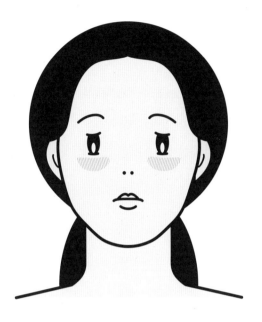

• 푹 자도 다크서클이 심한가요?

• 눈이 퀭하게 들어가 보이나요?

☞ 76쪽 '눈 주변부 운동'을 해주세요.

• 예전보다 눈꺼풀이 무겁고 덜 떠지는 느낌이 드나요?

• 컨디션이 좋은 날인데도 피곤하냐 졸리냐

누군가 물은 적 있나요?

☞ 82쪽 '눈꺼풀 근육 운동'을 해주세요.

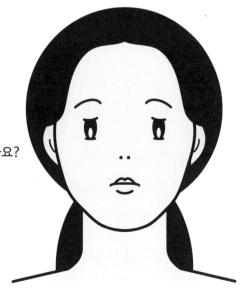

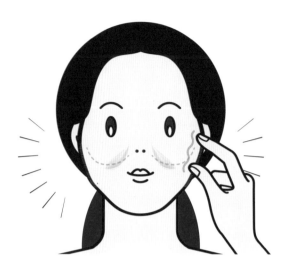

• 광대 앞볼 근육을 조물조물 만져봅니다.
딱딱하게 굳어 있나요?

• 광대가 얼굴에서 유난히 큰가요?

☞ 92쪽 '광대 이완 기본 운동',
96쪽 '광대 이완 집중 운동'을 해주세요.

• 음식을 먹을 때 딱딱 소리가 난 적 있나요?

• 크게 웃거나 입을 크게 벌리며 하품할 때
옆 광대 부위가 아픈가요?

• 잘 때 이를 갈거나, 자고 일어났을 때
옆 광대 부위가 뻐근한가요?

☞ 100쪽 '위턱 이완 운동',
104쪽 '깨물근 이완 운동'을 해주세요.

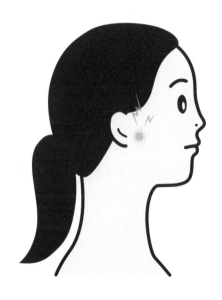

• 사각턱 때문에 시술을 받아볼까 생각해본 적 있나요?

• 좌우 턱 라인이 차이 나나요? 한쪽 턱만 발달했나요?

☞ 108쪽 '턱 근육 이완 운동'을 해주세요.

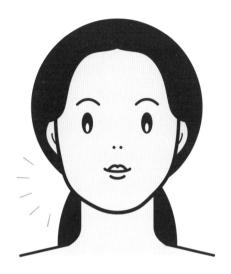

• 치아교정 중인가요?

• 턱에 자꾸 힘이 들어가지는 않나요?

☞ 114쪽 '자갈턱 이완 운동'을 해주세요.

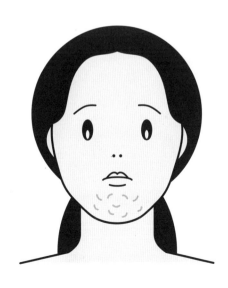

입술 모양이

좌우 상하 같은가요?

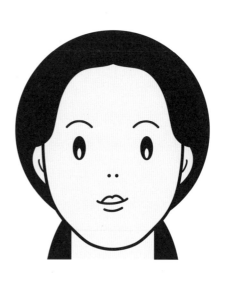

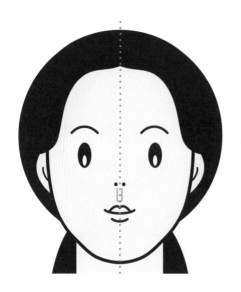

1. 거울 앞에 자세를 바르게 하고 서서 정면을 봅니다. 코에서 인중으로, 얼굴 가운데로 내려오는 가상의 세로선을 긋고

2. 윗입술과 아랫입술이 만나는 가운뎃점을
지나는 가상의 가로선을 그어봅니다.

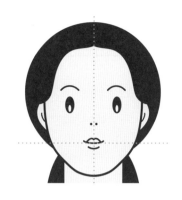

3. 무표정한 상태에서 **A**~**D** 각 면을
체크해보세요. 이 상태에서 각 면에 있는
입술 비율이 어떤가요? 많이 다르다면
'입술 비대칭'으로 판단합니다.

☞ 124쪽 '입술 4분면 운동'을 해주세요.

4. 이번엔 '운동성 입술 비대칭'이 있는지
추가로 체크해봅시다.
아까 그 가상의 선을 생각하면서
아에이오우를 발음해보세요.

5. 특정한 발음을 할 때 특히 각 면에 있는
입술 비율이 확 달라지는 경우가 있나요?
그 발음을 체크해둡니다.

☞ 124쪽 '입술 4분면 운동'을 해주세요.

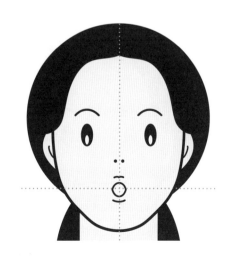

입꼬리 높이가 좌우 같은가요?

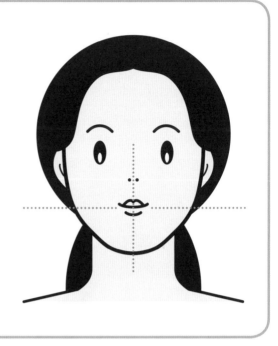

1. 거울 앞에 자세를 바르게 하고 서서 정면을 봅니다.

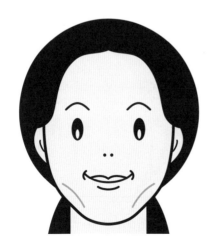

2. 입꼬리를 올려서 활짝 웃어봅니다.
양쪽 높이가 차이 난다면,
'입꼬리 비대칭'으로 판단합니다.

☞ 130쪽 '입꼬리 높이 맞추기 운동'을 해주세요.

팔자주름이 있나요?

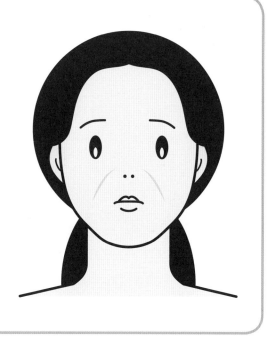

1. 푹 자고 일어나 씻기 전에 거울을 봅니다.
이때 가장 명료하게 보이거든요.
2. 팔자주름이 진한가요?
3. 양쪽 팔자주름이 비대칭인가요?

☞ 134쪽 '팔자주름 탄력 운동'을 해주세요.

내가 가장 잘 아는 내 얼굴이지만, 진단을 통해 새로 알게 된 사실들도 있지 않았나요? 자신에게 해당하는 운동을 꾸준히 해주세요. 어느 부위를 운동하든 142쪽 〈chapter 6. body〉에서 소개하는 전신 운동을 함께 해주면 효과가 배가됩니다. 혹, 안면신경마비 후유증이나 얼굴 시술/수술로 인한 후유증이 있다면 172쪽 〈chapter 7. after-effect〉를 참고해주세요.

비대칭을 유발하는

생활 속 습관들
habbits

생활 속 작은 습관들이 비대칭을 유발할 수 있다고 말씀드리면 놀라는 분이 많아요. 우리 몸은 매일매일 조금씩 어떠한 상태나 작용에 반응하는 생명체라는 걸 평소에 생각하기는 쉽지 않죠. 우리가 기르는 식물을 생각해보세요. 일정 크기까지 다 생장했다고 해서, 매일 같은 모양으로 1mm도 변함없이, 마치 틀로 찍어낸 플라스틱 용기처럼 가만히 있을 거로 생각하지는 않잖아요. 우리 몸도 마찬가지랍니다. 우리 몸과 얼굴은 어떤 고정된 형태, 절대 변하지 않는 틀로 찍어낸 공산품 같은 존재가 아니에요. 몸의 각 부분은 유기적으로 연결되어 있고, 그 구조들의 균형이 건강 자체에 큰 영향을 미칩니다. 그중 한 부분의 밸런스가 깨지면 나머지 구조나 기능에 미치는 영향 또한 엄청나게 커요.

우리가 생각지도 못했던 작은 부분 하나하나가 1년, 2년 계속해서 생활 속에 쌓이면 결국 그게 내 몸에 나타나고, 내 몸에 나타난 것들은 내 얼굴로 연결되어 나타날 수밖에 없습니다. 이러한 시각은 제가 기본적으로 얼굴 비대칭 치료를 바라보는 방식이고, 환자분들께도 비대칭을 유발할 수 있는 생활습관 요소들이 있다면 체크해서 반드시 치료와 함께 개선해줘야 한다고 말씀드리고 있어요.

아안 운동도 마찬가지예요. 운동으로 열심히 얼굴 균형을 맞추고 비대칭 정도를 완화한다 해도 내가 매일 비대칭을 유발할 수 있는 습관들을 더하고 있다면, 그 운동 효과는 오래갈 수 없습니다.

지금부터 자신의 평소 습관을 체크해보고, 혹 잘못된 습관이 있다면 꼭 개선해주세요. 아안 운동보다 먼저 해야 할 기본 중의 기본이자 중요한 포인트들이니까요.

1 · 밥 먹을 때 한쪽으로만 씹는 버릇이 있나요?

치아의 구조적인 문제나, 어금니, 사랑니 문제 혹은 턱뼈 크기 차이가 있는 경우가 아니라면, '턱 근육 비대칭'은 한쪽 턱으로만 음식을 씹는 버릇 때문에 생깁니다.

☞ 음식을 먹을 때 의식적으로 좌 5회, 우 5회를 세며 씹습니다. 처음엔 불편하고 어색할 수 있지만, 습관이 되면 자연스럽게 양쪽 턱을 다 사용할 수 있을 거예요.

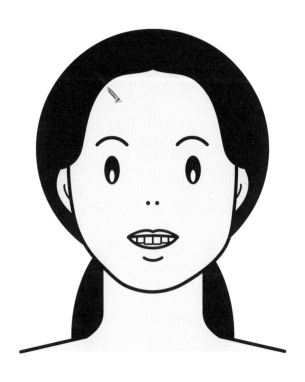

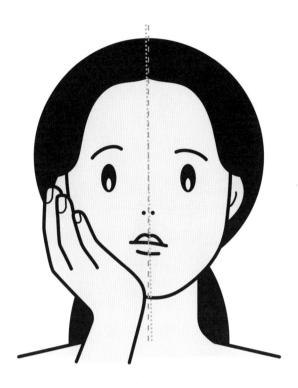

2 • 턱을 손으로 괴는 버릇이 있나요?

턱을 괴는 버릇이 있는 경우 보통은 한쪽 턱을 더 많이 괴게 됩니다.
큰 충격을 주는 행동도 아니고, 얼마나 얼굴에 영향이 있을까 생각할
수 있지만, 사실 매일매일 한쪽 방향으로 턱을 미는 행동을 수년간,
혹은 수십 년간 반복하면 턱 모양에 큰 영향을 줄 수 있어요.

☞ 어떤 경우에도 손으로 턱을 괴지 마세요. 비대칭 예방을 위해서
뿐 아니라, 피부를 위해서라도 평소 얼굴에 손을 대지 않는 것을 원
칙으로 합니다.

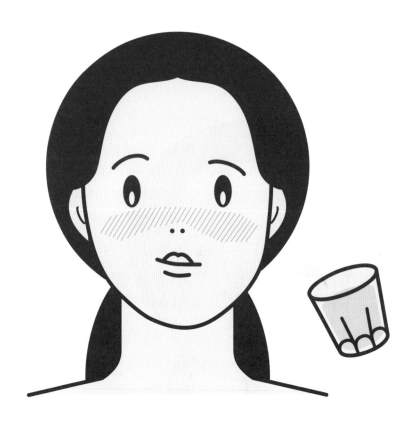

3 • 만취하는 음주 횟수가 주 1회 이상인가요?

운동선수들은 큰 경기를 앞두고 술을 마시지 않는다고 해요. 주기적
으로, 혹은 지속해서 술을 마시면 운동능력에 필수적인 근육의 지구
력 유지와 운동 수행능력을 떨어뜨릴 수 있거든요. 취할 정도로 주
1회 이상 꾸준히 술을 마시는 환자분에게서 입술 비대칭이 흔히 나타
난다는 것을 치료를 하며 알게 되었어요. 얼굴 근육도 몸과 똑같은
근육이기에 음주가 잦다면 얼굴 근육에 나쁜 영향을 줄 수밖에 없다
는 결론에 이르게 됩니다.

☞ 얼굴 비대칭이 있다면, 과음은 무조건 금기 사항! 기분 좋을 정도
의 한두 잔 음주도 주 1회 이상은 좋지 않은 영향을 줄 수 있으니 삼
갑니다.

4 • 한쪽으로 가방을 메는 버릇이 있나요?

가방을 한쪽으로 메면 어깨나 등 근육들이 한쪽으로만 힘을 쓰게 돼요. 이렇게 오랜 시간 지속하면 어깨 높이가 달라질 수 있습니다.

☞ 이미 어깨 높이가 많이 차이 난다면 되도록 백팩처럼 양쪽에 같은 무게가 실리는 가방을 사용하길 권합니다. 어쩔 수 없이 숄더백이나 토트백을 들어야 한다면, 의식적으로 좌우 번갈아가면서 들어주세요.

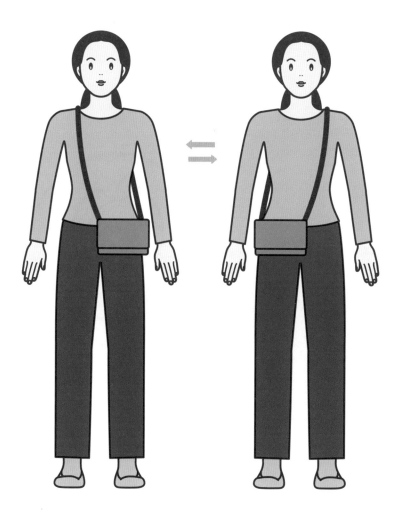

업무나 공부에 집중하다 보면 나도 모르게 무표정한 얼굴로 몇 시간
씩 있게 되지요. 한 자세로 오래 앉아 있을 때 어깨가 결리고 허리가
아픈 것처럼, 얼굴 근육도 표정 없이, 움직임 없이 있으면 근육이 뭉
칠 수 있어요. 이때 만약 얼굴 비대칭이 생기는 중이라면 더 빠르고
확실하게 비대칭이 자리잡게 됩니다.

☞ 1시간에 한 번씩, 얼굴 근육을 풀어주는 습관을 기릅니다. 아침저
녁 세안할 때는 거울을 보며 좀 더 정성껏, 그리고 오래 '아에이오우'
를 발음하면서 얼굴 근육을 풀어주세요.

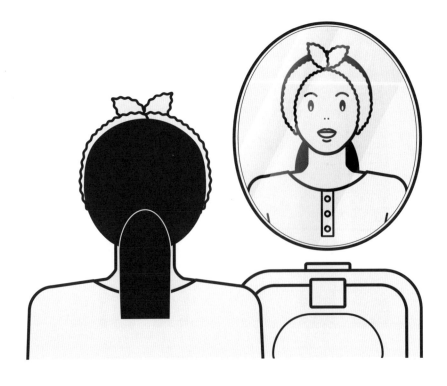

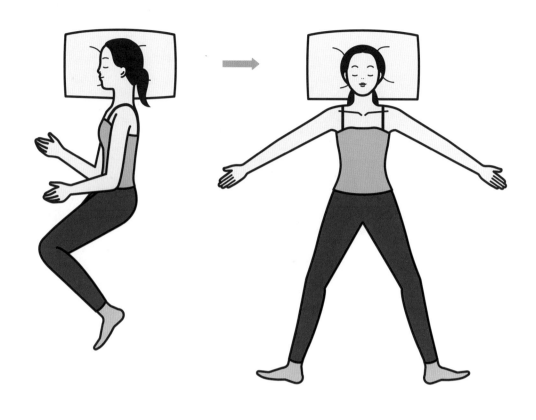

6 • 옆으로 자는 습관이 있나요?

턱을 괴는 행동이 얼굴 비대칭을 가져올 수 있는 것처럼 옆으로 자
는 것도 5~6시간 이상 한 방향으로 눌린 채로 있기 때문에 비대칭
을 유발할 수 있어요.

☞ 처음엔 불편하겠지만, 꼭 잠은 대자로 천장을 보고 자는 버릇을
들여보세요. 금세 다시 옆으로 누워 자더라도 괜찮아요! 우선 처음
에 잠이 드는 자세만이라도 교정해보세요. 점점 익숙해질 거예요.

face

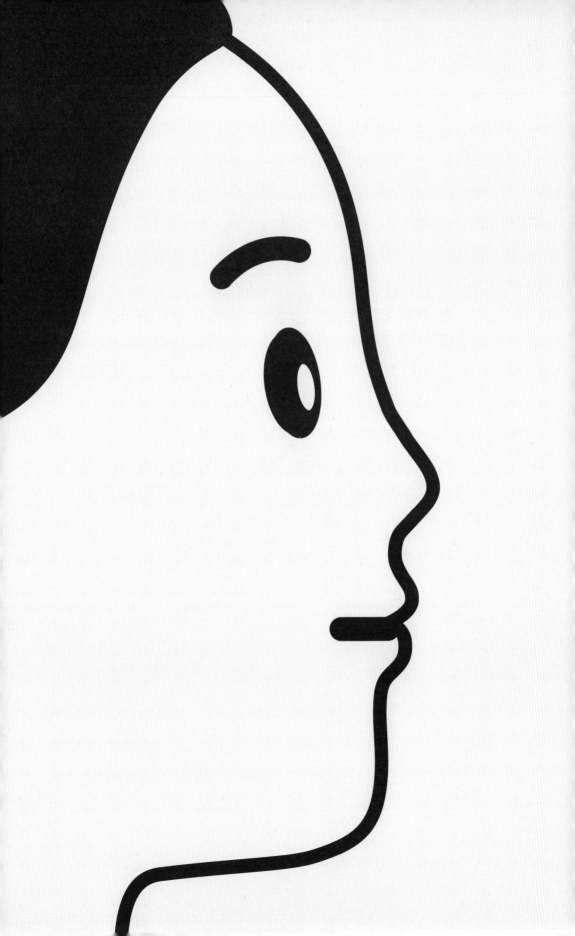

균형이 주는 아름다움

얼굴 좌우, 폭과 라인

face

수년간 얼굴 비대칭 침 치료를 하면서 수많은 환자 얼굴을 관찰하고, 분석하고, 또 진단하는 일을 계속해왔어요. 그 일에 너무 몰두해서 길을 걷다가도 지하철에서도 눈앞에 보이는 사람들의 얼굴을 분석하는 버릇이 있었을 정도였어요. 그러면서 학창시절과 20대 때 생각했던 '이상적인 얼굴'에 대한 저의 기준도 완전히 달라졌습니다.

미용성형이나 시술을 검색할 때 보통은 '부위'를 입력합니다. 눈, 코, 턱, 이렇게 말이에요. 눈이 더 크면 예쁘고, 코가 더 높으면 예쁘고, 얼굴이 더 작으면 예쁘다 생각하기 때문이겠지요. 물론 얼굴의 한 부분을 더 정교하고 예쁘게 만드는 것이 그 얼굴을 아름답게 만드는 방식일 때도 있습니다. 하지만 그것이 나머지 부분과 더 조화로워지는 변화인가도 생각해야 해요.

제 얼굴을 예로 들어볼게요. 저는 얼굴형이 둥근 편입니다. 요즘 선호하는 갸름하고 작은 얼굴은 아니에요. 코끝도 둥글고 크지 않은 편이고요. 만일 제가 코를 더 높고 또렷하게 수술한다면, 저는 더 아름다워질 수 있을까요? 예전이라면 "네!"라고 대답했을 거예요. 하지만, 지금은 그렇게 생각하지 않습니다. 작고 둥근 코는 제 얼굴형과 잘 어울려요. 지금 얼굴에서 코가 높고 오똑하다면, 코만 두드러져 보일 거예요. 이상적인 아름다움의 기준은 결국 '조화'라고 생각해요. 균형을 더 맞추는 방향이냐, 균형을 깨는 방향이냐가 관건인 셈이지요. 이번 장에서는 얼굴의 가장 중심에 있는 코를 기준으로 정면에서 보았을 때 보이는 좌우 얼굴의 면적과 그 면적을 만드는 얼굴의 아웃라인outline까지를 다룰 예정입니다. 전체적인 얼굴의 느낌을 결정하고, '조화로운 얼굴', '편안한 얼굴'을 만드는 바탕이 되는 요소가 아닐까 생각합니다.

"좌우 얼굴 높이가 비대칭이에요"

표정 근육 운동

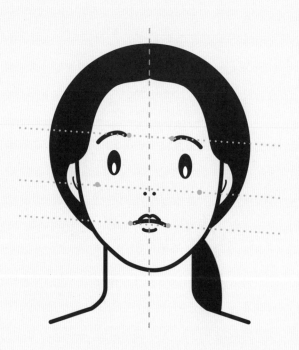

진단 방법 23쪽

턱뼈나 광대뼈의 좌우 위치나 크기가 크게 차이 나지 않는데도 자가 진단(23쪽)에서 검지의 높이가 다른 건 무슨 의미일까요? 얼굴 라인을 만드는 요소에는 '구조'라고 부르는 얼굴 뼈와 치아가 있고, '연조직'이라고 부르는 쉽게 말해 얼굴 살인 피하지방과 얼굴 근육이 있는데요. 뼈뿐만 아니라 살과 근육도 좌우 비대칭이 될 수 있습니다. 예를 들어 매일 짝다리를 하는 버릇이 있거나, 한쪽 팔로만 무거운 걸 들어왔다고 생각해보세요. 좌우 근육을 사용하는 빈도나 방식이 다르기 때문에 시간이 지날수록 다리 굵기에 차이가 생기거나, 자주 사용하는 팔에만 근육이 더 많이 생길 수 있어요. 이런 변화가 단기간에 생기지는 않지만, 습관이 되면 1~2년 뒤엔 큰 차이를 보이게 됩니다.

우리 얼굴도 마찬가지예요. 어떠한 이유에서든 근육을 쓰거나 표정을 지을 때 비대칭적인 작용이 반복되면, 시간이 지나 눈에 보일 만큼의 차이가 나타날 수 있습니다.

운동 요약 좌우를 비교해 상대적으로 높이가 낮은 쪽(운동 범위가 적은 쪽) 근육을 위쪽으로 움직이며 운동합니다.

효과 얼굴 지방과 근육의 차이로 인한 좌우 얼굴 높이 차이를 줄입니다.

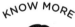

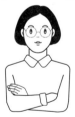

의학적으로는.

손으로 진단해서 느낄 수 없는 정도의 좌우 뼈 차이라면, 시각적으로도 알아볼 만큼 비대칭이 두드러지진 않아요. 손으로 만져보지 않아도, 거울로 보았을 때 이미 턱이 한쪽으로 돌아갔다거나 확연히 턱뼈 각도에 차이가 보인다면 구강악안면외과에서 영상의학적 진단을 받고 상담해보기를 추천합니다. 얼굴에 필러처럼 주입하는 종류의 주사 시술을 한 경우에도 좌우 차이가 생길 수 있는데요. 자연적으로 생긴 비대칭과는 양상이 다르기 때문에 차이가 클 경우 시술한 병원에서 먼저 상담을 받아야 합니다.

운동을 시작합니다

준비물
거울

권장 횟수
3세트

1. 자가 진단했을 때 검지 위치가 더 높았던 쪽
얼굴을 손바닥으로 지그시 눌러줍니다.
검지 위치가 더 낮았던 쪽 얼굴을 운동할 건데요.
이때 따라서 움직이지 않도록 고정해주는 거예요.

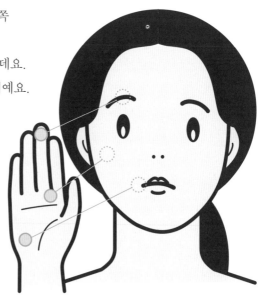

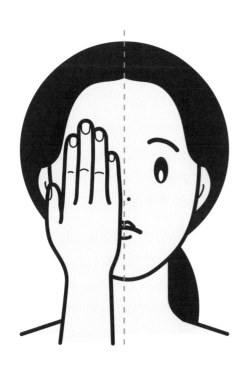

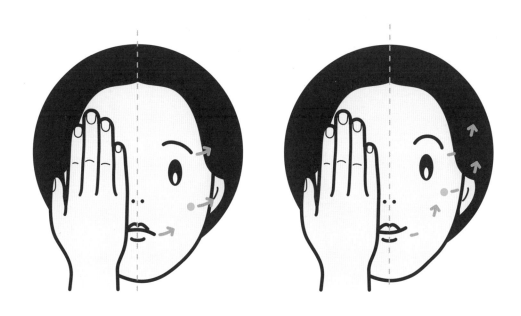

2. 코로 숨을 마시고 입으로 내쉽니다. 심호흡을 3회 해주세요. 그리고 낮은 쪽 얼굴의 눈썹, 눈꼬리, 볼, 입꼬리가 45도 위 방향으로 올라가는 이미지를 머릿속에 그리며 근육을 올렸다 내렸다 5회 반복한 후 심호흡을 3회 하고 마무리합니다. 심호흡 3회, 근육 운동 5회, 다시 심호흡 3회를 해주면 1세트 완성. 총 3세트 이상 하면 좋아요.

함께 하면 좋은 운동
근육을 끌어올릴 때 가장 중요한 부위는 사이즈가 큰 광대근들이에요. 이 운동을 하기 전에 '광대 근육 운동'(52쪽)을 해주면, 광대 근육을 더 부드럽게 운동할 수 있어요.

"좌우 얼굴 폭이 비대칭이에요"

광대 근육 운동

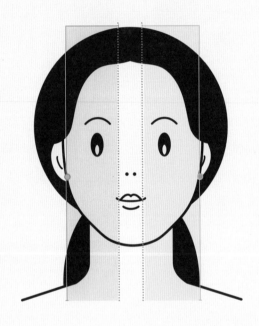

진단 방법 26쪽

얼굴 좌우 폭의 차이는 '구조'적인 것(뼈로 인한 것) 때문이 아니라면 대체로 흔히 옆 광대라고 부르는 부위의 근육들이 커져 있거나, 탄력을 잃어 늘어져서 생겨요. 지방보다는 근육이 원인인 경우가 많고요. 인위적으로 지방을 주입하거나 주사 시술로 뭔가 주입한 경우가 아니면 한쪽 얼굴만 살이 찌기는 어렵거든요.

이 부분의 근육은 힘이 강해서 탄력을 되찾게 케어해주면 놀랄 만큼 반응이 좋답니다. 얼굴 비대칭 침 치료를 할 때 가장 빠르게 변화가 나타나는 부분이기도 해요.

운동 요약 검지로 각을 만들어 광대 아래 근육을 이완합니다.

효과 얼굴 중간 부위의 볼륨에 관여하는 근육들의 긴장을 풀고 탄력을 회복시켜서 얼굴 폭이 커 보이는 것을 완화합니다.

　　　운동을 시작합니다

준비물	권장 횟수
거울	왕복 10회

1. 이 운동은 얼굴 폭이 더 넓은 쪽에만 적용합니다.
운동할 얼굴 쪽 손으로 살짝 주먹을 쥡니다.
왼쪽 얼굴이면, 왼손! 오른쪽 얼굴이면, 오른손!

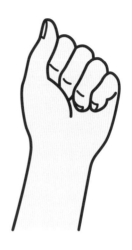

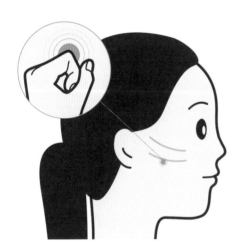

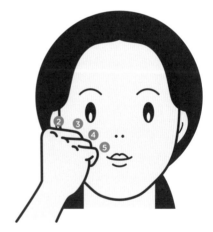

2. 검지의 각진 부분을 광대뼈 바로 아래
움푹 들어가는 곳에 두고

3. ②→⑤번째 손가락이 순서대로 닿도록
굴리듯 누릅니다. 이때 멍든 곳을 누르는
듯한 약간의 통증이 있을 수도 있어요.
너무 아프다고 느끼지 않을 정도로
부드럽게 눌러줍니다.

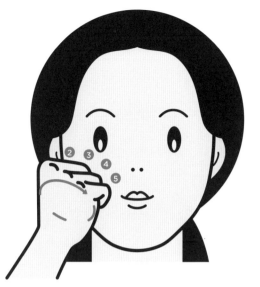

4. 이번엔 **⑤→②**번째 손가락 각으로 굴리듯 누릅니다. **②→⑤**, **⑤→②**로 왕복 10회 굴리듯 눌러주세요.

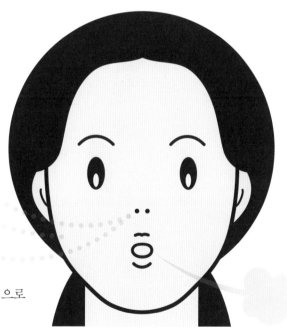

5. 손을 내린 후, 코로 숨을 마시고 입으로 내쉬는 심호흡을 3회 해주고 마무리.

함께 하면 좋은 운동

이 운동은 '광대 이완 집중 운동'(96쪽)과 함께 해주면 더욱 효과가 빠르고 좋아요. 다만 얼굴 폭이 더 넓은 쪽만 운동해주세요.

"작고 탄력 있는 얼굴을 갖고 싶어요"

얼굴 근육 운동

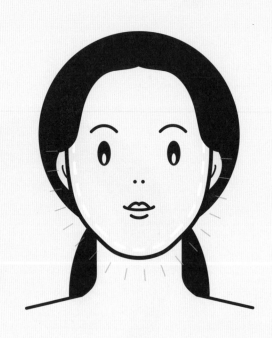

근력 운동을 해본 적이 있다면, 몸무게에 변화가 없는데도 몸의 라인이 변하는 걸 경험해봤을 거예요. 예를 들어 윗팔 근육이 늘어지고 탄력이 없어서 팔이 굵어 보였는데, 삼두근 운동을 꾸준히 하니 늘어진 부분에 탄력이 생겨서 팔이 가늘어지는 것처럼요. 복근 운동을 하면 허리둘레가 줄어드는 것도 그렇고요. 이런 근력 운동 효과는 얼굴에 있는 근육도 마찬가지예요. 얼굴 근육을 꾸준히 운동해주면 얼굴에 탄력이 붙어 입체감이 생기고 더 작아 보이는 효과가 있습니다. 작은 얼굴이 되고 싶을 때 선택하는 '뼈를 깎는' 수술은 정말 큰 수술이고, 모두가 그런 큰 수술을 해야 하는 것도 아니잖아요. 수술 없이 조금 더 작은 얼굴을 갖고 싶다면, 지금 소개할 운동을 삼두근, 복근 운동처럼 꾸준히 챙겨주세요.

운동 요약 얼굴의 큰 근육들을 끌어올리거나 호흡으로 이완합니다.
효과 얼굴 크기를 결정하는 광대, 턱의 큰 근육들의 긴장을 줄이고, 얼굴에 과도하게 축적된 지방도 줄여 작은 얼굴로 만듭니다.

운동을 시작합니다

준비물   **권장 횟수**
거울   두 가지 운동을
              각 3회

1. 시선은 정면보다 아주 약간 위
(5도 정도)를 바라봅니다.

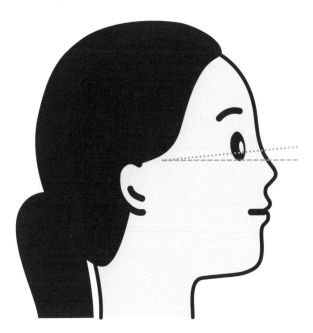

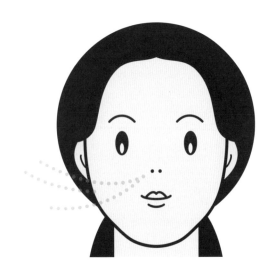

2. 시선을 유지한 채 코로 숨을 마신 뒤

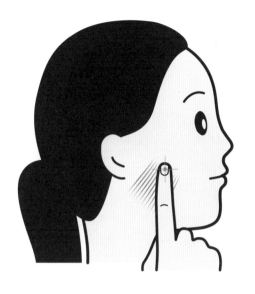

3. 이를 앙다물며 양손 검지로 씹기근
(턱관절을 움직여 치아가 음식을 갈고
씹을 수 있게 하는 근육들)의
가장 높은 부분을 찾아보세요.
앙다물었을 때 근육에 힘이 들어오는 것을
손끝으로 느낄 수 있는 곳,
그 움직임이 가장 잘 느껴지는 지점을
찾는 거예요. 그곳을 살짝 누른 채
앙다물었던 이를 편안하게 풀어줍니다.

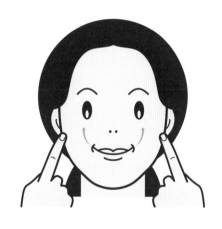

4. 시선과 손가락은 유지한 채로 위아래
입술은 붙이고 입꼬리가 위로 한없이
올라간다 상상하며 최대한 끌어올립니다.
30초 유지. 씹기근이 팽팽해지면서 올라오는
느낌이 든다면 잘하고 있는 거예요. 이때
호흡은 편하게 코로 이어갑니다.

입꼬리를 올리는 것 이외에 턱에 힘을 주거나
목이 긴장하지 않도록 신경 써주세요.

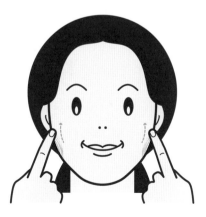

5. 손을 떼고 입으로 숨을 후~ 내쉬면서,
얼굴에 쌓인 긴장을 풀어줍니다.
코로 마시고 입으로 내쉬기를
3회 반복하며 깊이 이완합니다.
1~5까지의 과정을 총 3회 반복해주세요.

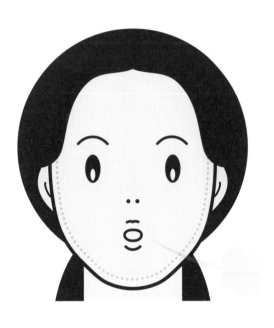

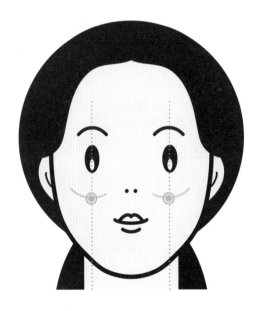

6. 이번엔 거울을 정면으로 바라보고, 눈동자
가운데에서 직선으로 내려와 앞 광대뼈가
끝나는 지점을 찾아봅니다.

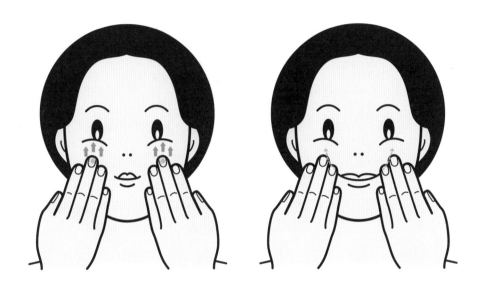

7. 그 지점을 양손 중지로 짚고, 약간 올리는 듯한 느낌으로 눌러주세요. 이 상태로
4~5번 동작을 해줍니다. 손가락 위치만 달라진 거예요. 위아래 입술은 붙이고 입꼬리가
위로 한없이 올라간다 상상하며 최대한 끌어올리고 30초 유지. 입으로 후~ 내쉬며
긴장 풀기. 이 과정을 3회 반복합니다.

함께 하면 좋은 운동
이 운동은 매일 아침저녁으로 빠짐없이 한 달 정도 집중적으로 해보길 권해요. 운동을 시작하기 전 얼굴
사진을 찍어두고, 한 달 후 사진을 찍어서 비교해보세요. 아마 놀라실 거예요.

eyes

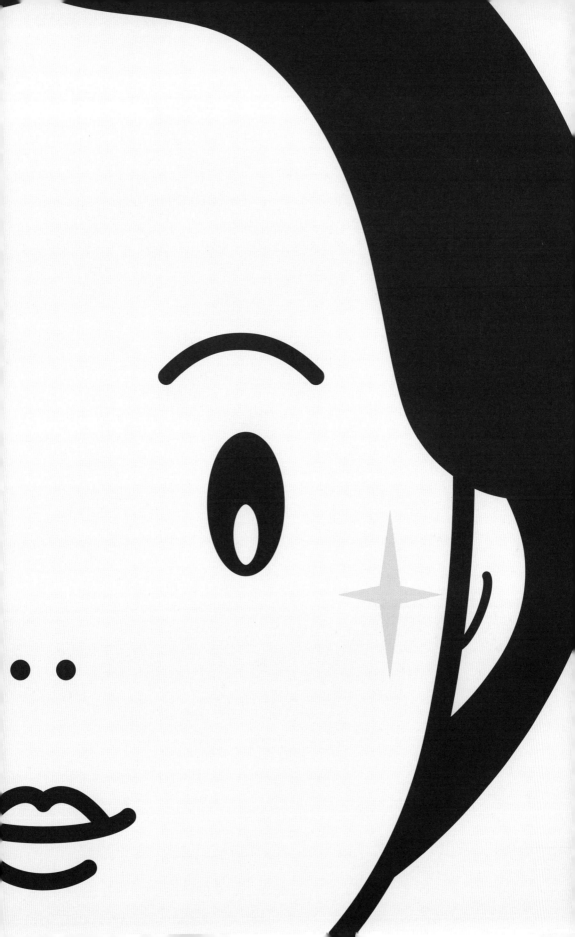

나다운 느낌을 만들어주는

눈
eyes

눈을 보면 그 사람의 마음을 느낄 수 있잖아요. 한 사람의 사고와 감정이 고유의 빛으로 나오는 곳이 바로 눈이라고 생각해요. 그 사람의 느낌을 온전히 담은 얼굴 부위죠. 그래서 눈 주변에 생긴 부자연스러운 변화는 그 사람의 전체적인 느낌을 다르게 만들 수 있어요. 흔치 않은 이미지를 가진 배우라고 생각했는데, 어느 날 쌍꺼풀 수술을 하고 나타난 걸 보고 '그 사람을 그 사람으로 만들어주던 그 느낌'이 사라져 혼자 아쉬워했던 적도 있어요. 눈과 그 주변부는 사람의 자아와 관계있는 곳이어서 눈 운동은 그만큼 더 애정을 가지고 추천하고 싶어요. (물론 나머지 운동들도 소중합니다!)

동의보감에서 눈은 오장육부의 기운이 모이는 곳이고 정신과 관계되어 있다고 말해요. 그런 이유로 저는 상대의 눈과 눈 주변부를 움직여서 짓는 표정을 유심히 보는 편이에요. 저 스스로도 다른 사람들에게 눈으로 표현하는 저의 기운을 신경 쓰기도 하고요. 가라앉아 보이거나, 졸려 보이거나, 혹은 어떤 부위의 근육을 반복 사용하는 표정을 지어 그 부위 근육만 비정상적으로 발달하거나(주로 부정적인 감정을 표현할 때!), 거기서 더 발전해 주름이 생긴다거나 하지 않도록 최대한 예방하려고 노력하고 있답니다.

눈 크기나 비율을 논하기 전에, 부정적인 감정을 표현하다가 생긴 눈 주변부의 비대칭이나 변화부터 신경 써보면 어떨까요. 이 부분이 해결되지 않으면 어느 경우에도 아름다울 수 없는 것 같아요. 손으로 조금만 눌러보면 뼈가 느껴질 만큼 눈 주변부는 피부가 얇고 턱이나 광대에 비해 근육층도 상당히 얇은 걸 알 수 있어요. 신경에 의해 아주 섬세하고 정밀하게 움직이는 근육들이죠.

앞으로 소개할 운동들은 다른 챕터보다 조금 더 빠르게 변화를 확인할 수 있을 거예요. 나의 기세를 담은 눈, 따뜻한 마음과 행복한 감정을 담은 눈을 위한 운동들을 소개할게요.

"좌우 눈 크기가 달라요"

눈 근육 운동

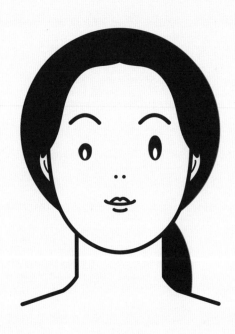

진단 방법 28쪽

제게 그 엄청난 사건이 일어난 건 본과 3학년 시험 기간이었어요. 잠을 못 잔 채 몇 주간 계속 시험공부를 하느라 극도로 피곤한 상황이었거든요. 그런데 그날 아침! 눈 뜨자마자 대충 씻고는 학교에 가려고 거울을 봤는데, 한쪽 눈에 엄청 진한 쌍꺼풀이 잡혀 있는 거예요! 저는 원래 거의 보이지 않는 속쌍꺼풀만 있는 외까풀 눈이거든요. 거울 속에 있는 사람은 엄청 부담스럽게 '한쪽만 쌍꺼풀 수술을 한 눈'을 하고 있었어요. 좌우 눈 크기 차이도 엄청나 보였죠.

너무 놀랐지만, 침착하게 쌍꺼풀이 생긴 쪽을 응급처치로 펴보려고 마사지도 하고, 눈에 힘을 안 주려고 종일 실눈을 뜨고 다녔어요. 시험 기간이 끝나 잠을 푹 자기 시작하고, 의식적으로 눈에 힘을 빼고 지내니 수술한 것 같은 부담스러움은 확실히 사라지고 눈 크기 차이도 줄어들었는데, 그 뒤로 뭔가 저만 알아볼 수 있는 미세한 차이가 느껴졌어요. 게다가 문제의 눈은 똑같은 힘으로 떠도, 더 크게 떠지더라고요. 그래서 눈 뜨는 근육을 단련해 좌우 눈 크기 차이를 줄여야겠다고 생각했어요. 어떻게 하면 이 엄청나게 큰 차이도 아닌, 다른 사람들이 잘 못 느끼는 차이, 하지만 나 자신은 분명히 느낄 수 있는 어색한 변화를 완화할 수 있을지가 이 운동의 시작이었어요. 최초의 아안 운동이라고 할 수 있습니다.

극단적인 차이, 사고나 질환 후유증은 꼭 전문의와 상담하기를 권해요. 하지만 그날의 저처럼 주변 사람들은 잘 알아채지 못해도 나만은 느끼는 차이가 있다면 이 운동을 해보세요.

운동 요약 작은 쪽 눈의 근육을 반복해 움직여 근육을 단련합니다.
효과 눈꺼풀올림근의 운동 기능을 향상시켜 눈 크기 차이를 줄입니다.

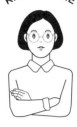

의학적으로는.

눈꺼풀올림근levator palpebrae superioris m. 운동으로 좌우 눈 크기 차이를 완화하는 이 운동은 앞서 말씀드린 것처럼 양쪽 눈에 큰 차이가 없거나, 수술 대상이 되지 않을 만큼의 차이가 있는 경우 효과가 있어요. 눈에 힘을 너무 많이 주거나, 시선이 올라가면 얇은 눈꺼풀 쪽 피부에 오히려 주름이 생길 수 있고, 우리가 원하는 근육을 단련할 수도 없으니, 시선과 눈꺼풀 움직임에 세심하게 신경 써주세요. 운동할 때 피부도 움직이기 때문에 눈꺼풀 피부에 꼭 아이크림을 발라서 불필요한 주름이 생기는 것도 예방해주고요.

HOW TO　　　운동을 시작합니다

준비물　　　　　　　　**권장 횟수**
거울　　　　　　　　　　아침저녁으로 10회씩. 눈 크기 차이가 큰 경우
　　　　　　　　　　　　수시로 해주면 더 좋습니다.

1. 더 큰 쪽 눈은 움직이지 않도록 해야 해요.
눈을 감고 윗눈꺼풀과 아랫눈꺼풀을
손으로 살짝 눌러주세요.
반대쪽 좀 더 작은 눈을 운동할 때
함께 움직이지 않을 정도로만 살짝요.

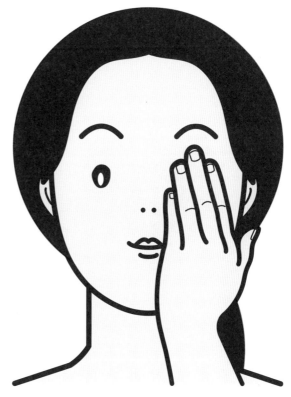

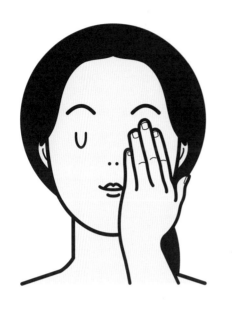

2. 작은 쪽 눈을 감았다 떴다 합니다.
이때 시선은 계속 정면을 바라봅니다.
눈꺼풀은 위 45도 사선을 그리며
올라간다고 생각하면서요.
시선을 정면에 고정하는 건
과도하게 눈꺼풀을 올리면
주름이 생길 수도 있어서예요.

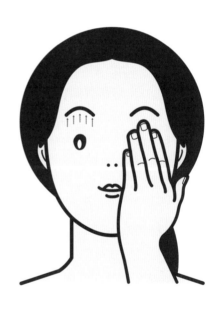

3. 감았다가 뜨기를 10회 반복합니다. 눈을
감고 코로 숨을 마신 후 길게 입으로 숨을
내쉬며 이완하고 마무리해주세요.

함께 하면 좋은 운동
이 운동 전에 '눈꺼풀 근육 운동' (82쪽)을 스트레칭처럼 해주면 좋아요.
눈 주변부 근육을 전반적으로 풀어줘서 효과가 배가될 거예요.

"미간에 주름이 잡혀서 고민이에요"

눈썹 앞 근육 운동

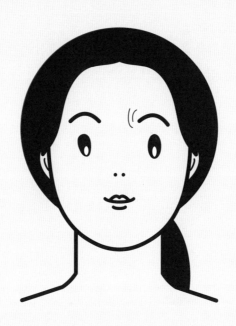

진단 방법 28쪽

표정에도 습관이 있어요. 그중에서도 주로 부정적인 감정이 들 때, 혹은 감정적으로 고조되었을 때 눈과 눈썹에 힘이 들어가거나 과장되게 움직이는데요. 이런 방식으로 눈 근육을 쓰는 습관이 지속되면 표정을 만드는 눈썹 앞 근육이 불룩해지고, 미간에도 주름이 생깁니다. 미간 주름은 노화로 자연스럽게 생기는 주름과 달리 가만히 있어도 화가 나거나 짜증이 난 것처럼 보여서 상대에게 부정적인 메시지를 전할 수 있어요. 무엇보다 나 자신이 볼 때마다 마음에 안 들고요!

"훌륭한 관계인지는 네 표정을 보면 알 수 있어."

2000년대에 인기 있던 미드 대사 중 하나예요. 이 대사를 듣고 저는 유레카를 외쳤어요. 그 후로 미간을 찌푸리게 하는 사람은 만나지 않으려 했고, 저 역시 상대의 미간을 찌푸리게 하는 사람이 되지 않으려고 노력했습니다. 모든 관계를 표정으로 판단할 수는 없겠지만, 적어도 미간을 찌푸린 얼굴로 살아가고 싶진 않잖아요.

살다 보면 부정적인 감정을 경험할 수밖에 없죠. 하지만 내일을 기대하는 마음을 담은 밝은 얼굴로 매일매일을 보내면 좋겠다는 생각에서 이 운동을 소개합니다.

운동 요약 세안 시 검지로 각을 만들어 눈썹 위 근육을 쓸어내려 이완합니다.

효과 눈썹 움직임을 담당하는 근육의 긴장을 완화하여 미간을 편안하게 해줍니다.

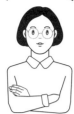

의학적으로는.

미간 주름과 눈썹 앞쪽의 근육이 볼록 올라오는 현상은 표정 근육을 과도하게 쓰거나, 인상을 쓰는 습관 때문에 생기기도 하지만 좌우 시력의 차이가 있는 분에게도 많이 나타나요. 특히 한쪽만 눈썹 앞 근육(눈썹주름근_{corrugator supercilii m.})이 볼록 올라오고 덩달아 미간 주름이 생기는 경우 반드시 시력 검사를 해서 좌우 시력을 체크하고, 시력을 교정하는 안경이나 렌즈를 사용해야 더 심해지는 것을 막을 수 있어요.

미간 주름을 손쉽게 해결하기 위해 보톡스 시술을 하는 경우가 많은데요. 영구적인 치료가 아니기에 몇 개월에 한 번씩 반복 시술하다 보면, 눈썹주름근의 힘을 장기적으로 더 약화시켜서 나이가 들수록 눈을 크게 뜨거나 자연스러운 표정을 짓는 게 어려워질 수도 있어요. 20~30대에는 바로 느껴지지 않지만, 중년이 되면 노화로 인해 자연스럽게 근육의 힘이 약해질 수밖에 없는데 시술로 그 시기를 앞당기거나, 상태를 악화시키지 않았으면 하는 바람입니다. 그 외에도 아예 눈썹주름근 주변을 절개하는 수술을 택하는 경우 아주 적은 케이스이지만 눈이 너무 많이 올라가거나, 좌우 눈이 감기는 정도가 차이 날 수도 있기 때문에 역시 신중하게 생각해야 해요.

내 손으로 매일매일 해주는 운동은 하루 만에 바뀌는 드라마틱함은 없어요. 하지만 어떠한 부작용도 없고, 비용도 들지 않잖아요. 바로 오늘부터 시작해보세요!

운동을 시작합니다

준비물
거울, 기초화장품

권장 횟수
아침저녁 각 10회

1. 폼클렌징할 때나 세안 후, 로션까지
바르고 약간 미끌거리는 상태에서 운동해주세요.
주먹을 살짝 쥡니다.
검지의 각을 이용할 거예요.

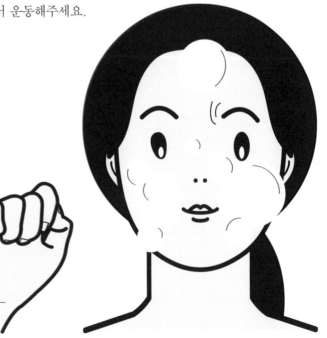

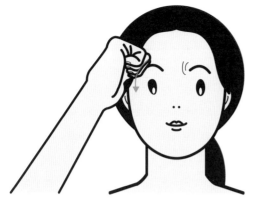

2. 검지의 각으로 눈썹 앞머리부터
눈꼬리까지, 눈썹 바로 위쪽을 쓸어주세요.
눈꼬리까지 갔다가 손을 떼고 다시
눈썹 앞머리로 돌아와 운동해주세요.
왔다 갔다 하면 주름이 생기거든요.
10회 반복합니다.
주름이 많이 잡힌 부분이나 근육이 불룩
올라온 부분은 느낌이 강렬할 수도 있어요.
세게 힘을 주지 않아도 효과가 있으니
아프지 않을 정도로 강도를 조절합니다.

3. 이번에는 돼지 꼬리를 그리며 나선형으로
10회 쓸어주세요. 둥글게 마사지해주면
눈썹 근육의 긴장도가 낮아집니다.
미간 주름이 깊거나 눈썹 근육이 많이 잡힌
곳은 아침저녁 각 10회, 정상인 쪽은
하루 한 번만 10회 운동해주세요.
미간 주름이나 눈썹 근육이 잡히지 않은
곳에도 해주면 좋은 운동이거든요.

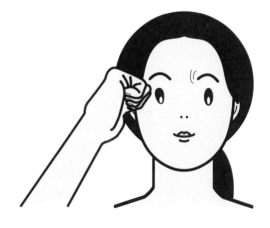

함께 하면 좋은 운동
여러 번 보톡스 시술을 해본 적이 있다면 시술 무경험자에 비해 근육 반응이 느릴 수 있어요. 이런 경우
생각날 때마다 수시로 2~3회씩 해주면 좋겠어요. 물론 손을 깨끗이 씻는 것 잊지 마시고요.

"눈이 퀭하고 다크서클도 심해요"

눈 주변부 운동

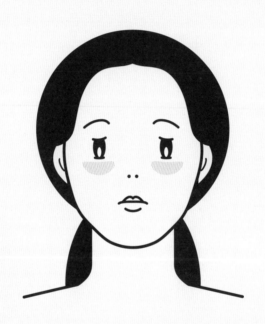

진단 방법 29쪽

'눈이 퀭하다'라는 표현은 눈이 쑥 꺼지고, 힘이 없어 보인다는 뜻이에요. 앞서 말씀드린 것처럼 눈은 우리의 느낌을 전달하는 곳이어서, 피곤해 보이는 눈은 전체적으로 초췌하고 힘이 없는 이미지를 줄 수 있어요. 무엇보다 나 자신을 볼 때도 힘이 나는 모습이 아니고요. 눈이 침침해지고, 다크서클도 심해지는 것 같을 땐 휴대폰을 자주 보지 않고 여가 시간에 영상도 덜 보려고 노력해주세요.

이 운동은 늘 다크서클이 심하게 있는 분이나 눈 아래쪽이 푹 꺼지고 처지는 증상으로 고민하는 분들께 특히 추천하고 싶어요. 아랫눈꺼풀은 우리가 평소 많이 움직이지 않는 부위여서 의식적으로 운동을 하면 효과가 크답니다. 두 가지 운동을 소개할 텐데요. 첫 번째 운동은 언제 어디서나 할 수 있는 장점이 있고요. 두 번째는 눈이 피로한 저녁에 집에서 해주면 좋은 운동입니다.

운동 요약 안구 주변부를 손으로 풀어주거나, 눈 주변 전체에 작용하는 동작을 합니다.

효과 눈 주변부 순환을 촉진시켜 피로를 줄이고 다크서클을 완화합니다.

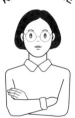

의학적으로는.

50대 이후 노화로 생기는 눈 밑 처짐이나, 지방 감소로 인한 주름, 다크서클 등은 비가역적인 상태일 확률이 높기에 50대 이상의 환자분들에게는 하안검(안구를 덮는 두 개의 눈꺼풀 중 아래 눈꺼풀) 부위의 지방을 재배치하는 등의 수술로 더 확실한 결과를 볼 수 있다고 말씀드리기도 해요. 하지만, 20~40대까지는 수술이나 시술 없이 이 운동으로도 내가 만족할 수 있는 상태를 유지할 수 있어요. 아직 근육의 운동능력이 좋고, 효과를 볼 수 있는 시기에는 최대한 자연스러운 방법으로 개선해보기를 권합니다.

운동을 시작합니다

준비물	권장 횟수
없음	10회

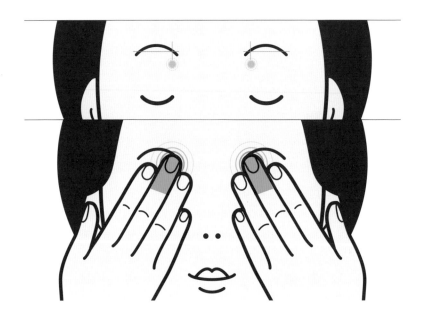

1. 편안한 자세로 앉아 눈을 감습니다.
눈썹이 시작되는 부분 바로 아래 움푹 들어간 곳을
중지로 지그시 눌러 고정합니다.

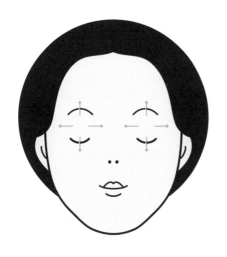

2. 중지로 누른 상태에서 눈동자를
위아래, 좌우 10회씩 움직입니다.

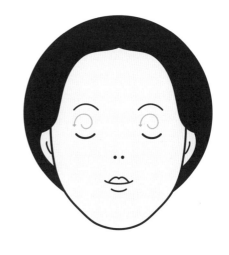

3. 중지로 누른 상태에서 눈동자를 원
모양으로 5회, 반대 방향으로도 5회
그려줍니다.

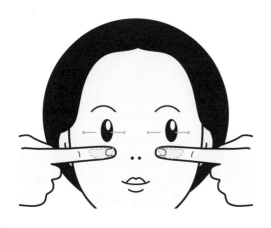

4. 눈을 뜬 후 시선을 45도 정도 위로
바라봅니다. 눈꺼풀이 접혀서 쌍꺼풀 같은
주름이 생기지 않을 정도로요. 그다음 눈
아래 다크서클이 생기는 부위에 양 검지를
살짝 얹고 (누르지 마세요! 얹어준다는
느낌입니다) 눈동자를 좌우로 10회
움직입니다. 검지 아래로 근육이 움직이는
게 느껴질 거예요. 2~4까지 총 10회
반복합니다.

준비물   권장 횟수
요가 매트   3세트

1. 평평한 바닥에 무릎을 꿇고 앉습니다. 요가 매트를 깔면 더 좋아요.
열감이 생길 때까지 두 손바닥을 비빈 후 따뜻해진 손바닥을
눈에 대고 팔꿈치를 바닥에 내려놓습니다.
팔꿈치에서 손바닥으로 자연스럽게 전해지는 힘으로
눈 주변을 살짝 눌러주는 거예요.

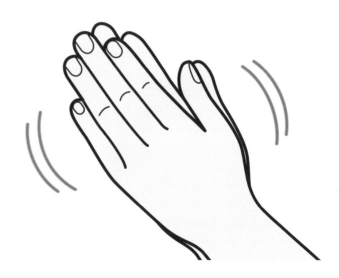

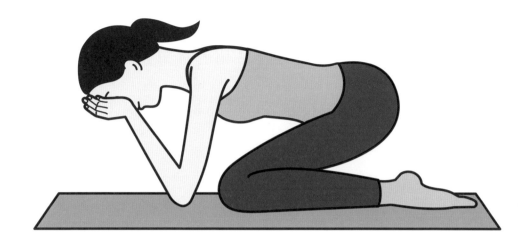

2. 이 상태에서 코로 숨을 들이마시며 1, 2, 3, 4
숫자를 세고 입으로 숨을 내쉬면서 1, 2, 3, 4를 셉니다.
이게 1세트예요. 총 3세트를 반복합니다.

함께 하면 좋은 운동
두 가지 운동 모두 '눈꺼풀 근육 운동'(82쪽)과 찰떡이에요.

"눈꺼풀이 처져서 졸리고 피곤해 보인대요"

눈꺼풀 근육 운동

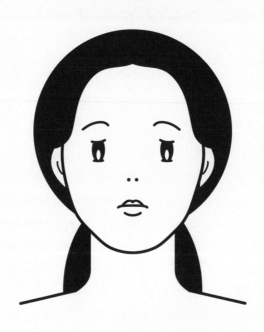

진단 방법 29쪽

특별히 피곤한 것도 아닌데 졸리거나 피곤해 보이는 눈에 좋은 운동을 알려드릴게요.

왜 졸린 눈이 되는 건지 생각해보면요. 우선 눈으로 디테일을 챙겨야 하는 일을 하는 분들의 경우 눈이 말 그대로 '피로해요'. 무언가를 보기 위해서는 안구뿐 아니라 주변부 근육들도 상호작용하는데요. 눈의 긴장도가 높은 상태가 장시간 이어지면, 눈 주변부의 순환이 덜 될 수밖에 없겠지요. 그런 경우 눈이 평소보다 작아 보인다거나, 눈꺼풀이 무겁게 느껴진다거나 할 수 있어요.

두 번째로는, 눈을 뜨는 데에 쓰이는 근육들의 운동 기능이 서서히 떨어져서예요. 같은 힘으로 눈을 떠도 5~10년 전보다 또렷하지 않고, 졸린 눈이 되는 거지요. 다른 얼굴 근육들과 마찬가지로 나이가 들면서 생기는 변화 중 하나예요.

마지막으로 눈 근육 자체의 이상으로 눈꺼풀 처짐이 나타나는 '병리적' 상태가 있어요. 흔히 '안검하수'라고도 부르는데요. 이 경우 시야가 불편해질 수도 있어서 안과 전문의와 상담을 하고 정확히 진단받는 것이 중요해요.

지금부터 소개하려는 운동은 첫 번째, 두 번째 경우를 위한 거예요. 거울 속의 내 눈이 점점 작아지는 것처럼 느껴진다거나 주변에서 자꾸 졸리냐고 묻는다면 이 운동을 권하고 싶어요. 맑고 또렷한 눈을 위한 운동을 시작해보세요.

운동 요약 눈 주변부 혈자리를 누르며 동시에 눈꺼풀을 들어올리는 근육들을 움직여줍니다.

효과 눈 주변부 순환을 촉진하고, 눈을 뜨는 데 쓰이는 근육들을 단련해 졸려 보이는 눈을 완화합니다.

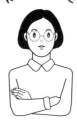

의학적으로는.

눈의 움직임에 관여하는 가장 대표적인 근육들로는 눈 주변을 코일처럼 돌돌 감고 있는 눈둘레근orbicularis oculi m., 눈썹을 움직이는 눈썹주름근corrugator supercilii m., 그리고 눈꺼풀을 들어 눈을 뜨게 하는 윗눈꺼풀올림근levator palpebrae superioris m.이 있어요. 이들이 각각의 역할을 해서 눈을 감고 뜨고, 눈과 눈썹으로 표정을 지을 수 있습니다. 질환 후유증이나 선천적인 눈꺼풀 처짐이 아니라면, 이 근육들을 단련해서 충분히 개선할 수 있어요. 특히 눈썹주름근은 점점 그 근육의 기능이 떨어지면 뭔가 눈 위가 묵직한 느낌이 들거나, 눈을 떠도 왠지 또렷이 다 떠지지 않은 것 같은 느낌이 들어요. 미리미리 운동을 챙겨주면, 근육이 힘을 잃어 스스로의 노력으로 개선하기 어려운 상태가 되는 것을 예방할 수 있어요.

그리고, 이미 어느 정도 눈꺼풀 처짐이 있다면 렌즈보다는 안경을 권해요. 렌즈를 빼고 끼는 동작이 눈꺼풀 처짐을 더 심화할 수도 있거든요. 또 사소한 습관이지만 눈을 비비는 것도 좋지 않아요.

만일 미간 주름에 수차례 보톡스 시술을 했다면 근육의 능력이 저하되어 나이가 들면서 점점 더 눈썹 근육의 반응이 떨어질 수도 있어요. 따라서, 눈썹주름근의 운동이 이미 둔화되어 있다면, 시술을 하기 전에 충분히 전문의와 상담해야 합니다.

HOW TO 운동을 시작합니다

준비물   **권장 횟수**
거울   3개 지점마다 10회

약지로 3개의 지점을 눌러줄 건데요.
그 지점에 각각 상응하는 혈자리가 있어요.
근육 운동 효과뿐만 아니라,
눈 주변부의 순환과 피로 회복에도
도움을 주도록 구성했습니다.

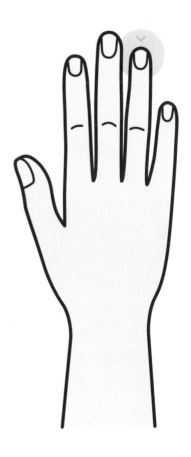

1. 눈썹이 시작되는 부분과 안구 사이에
움푹 팬 곳을 찾아보세요. 누르면 약간 멍든
곳을 누르는 듯한 느낌이 드는 곳이에요.
그 지점을 찾았다면 약지로 눈썹 방향으로
아주 살짝 밀어주듯 힘을 주며 누릅니다.

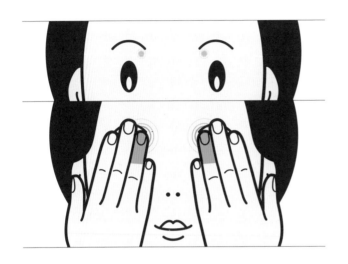

유지한 채로 시선은 45도 위에 두고 눈을
감았다 떴다 10회 반복합니다.

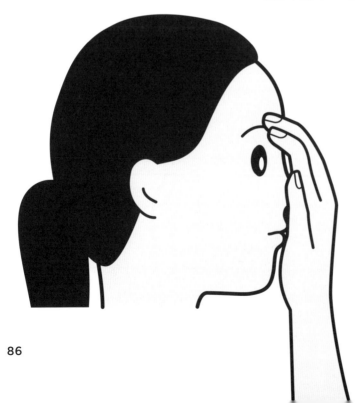

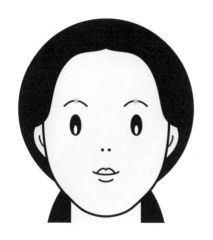

2. 이번에는 눈썹 가운데 지점 바로 아래에
약지를 놓고 같은 방식으로 지그시 누르며
눈을 감았다 떴다 10회.

3. 마지막으로 눈썹이 끝나는 지점 바로
아래 오목한 지점에 약지를 놓고
눈썹 방향으로 올려주고는
눈을 감았다 떴다 동일하게 10회!

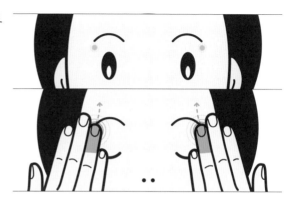

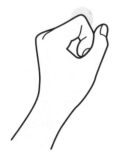

잠깐! 이때

손가락으로 포인트를 잡는 것에 익숙해졌다면, 약지 대신 살짝 주먹을 쥔
검지 각을 이용해 운동해보세요. 손가락을 이용하는 것보다 조금 더 강도
있는 운동이어서, 기본 운동에 충분히 익숙해진 뒤 해보면 좋겠어요.

함께 하면 좋은 운동

이 운동은 양쪽 눈을 더 또렷하게 뜰 수 있도록 도와주는 운동이에요. 만약 양쪽 다 졸린 눈인 데다가
눈 크기 차이까지 있다면 '눈 근육 운동'(66쪽)을 병행하면 좋아요. 졸린 눈과 다크서클이 함께 있다면
'눈 주변부 운동'(76쪽)도 함께 챙겨주시고요. 이 운동은 아무래도 눈을 뜨는 방향으로 힘을 줄 수밖에
없어서 근육이 긴장될 수 있는데요. 운동을 마친 후 '눈썹 앞 근육 운동'(71쪽)을 해주면 긴장된 근육을
이완해서 마무리로 좋을 거예요.

cheekbone & chin

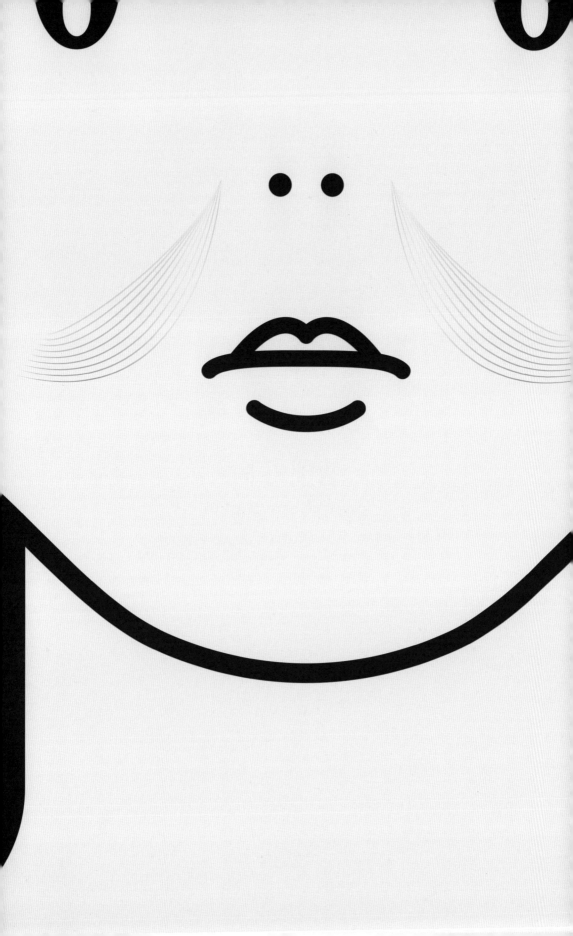

내 얼굴 선을 결정하는

광대와 턱
cheekbone & chin

광대와 턱은 얼굴 전체의 라인을 결정하는 데 가장 중요한 부위라고 할 수 있어요. 아무에게도 말한 적 없는 흑역사이지만, 사실 저도 20 대 초반에 광대가 너무 크다고 생각해서(큰 것이 아니고 크다고 '생각'해서) 흔히들 말하는 '3D 광대뼈 수술'을 하고 싶었던 적이 있었어요. 성형외과에서 상담을 받고 3D 촬영도 할 정도로 그 고민은 진지했고, 의지도 대단했는데요. 그때 상담해준 선생님이 저는 광대뼈가 크다기보다 광대 주변부 근육이 큰 편이고, 어린 나이이기 때문에 나이가 들면 저절로 그런 부분이 많이 해소될 거라고 솔직히 말씀해주시더라고요. 수술의 문턱에서 그분의 조언 덕분에 굳이 필요 없는 수술을 하지 않을 수 있었어요.

20년쯤 지난 지금은 내 얼굴에 왜 수술이 필요하다고 생각했을까? 하며 거울을 봐요. 그 선생님 말씀대로 얼굴 부위 살도 빠졌고, 꾸준히 얼굴 운동을 하고 스스로 침도 놓으면서 근육들이 정리되어 지금의 제 얼굴에 충분히 만족하고 있거든요. 그때는 수술이 필요 없다고 하는 선생님의 말씀이 반갑지도 않고, 어떻게 얼굴이 바뀔 수 있다는 것인지 반신반의했어요. 하지만 이제는 얼굴 치료로 만난 많은 환자분들의 케이스를 연구하며 뼈 자체의 수술이 필요한 경우보다 저처럼 근육이 비대해져서 커 보이는 사례가 훨씬 많다는 것을 알게 됐어요. 턱이나 광대는 우리가 먹고 말하는 행위를 하는 데 꼭 필요한, 큰 운동 기능을 수행하는 중요한 구조이기 때문에 더욱더 신중하게 그리고 보수적으로 접근해야 할 부위라고 생각해요.

이 챕터에서는 광대 근육을 풀어서 얼굴을 작게 하고, 각진 턱을 갸름하게 하여 전체적인 얼굴 라인을 매끄럽게 하는 미용적인 운동을 소개하고, 요즘 증상을 호소하는 분이 급증하고 있는 턱관절 장애 증상을 완화하여 삶의 질을 올려주는 운동도 소개하려 해요. 결국 중요한 건 내가 만족하는 얼굴, 그리고 건강한 몸을 잘 유지하며 자연스럽게 나이 드는 것일 테니까요.

"볼살이 너무 많아요"

광대 이완 기본 운동

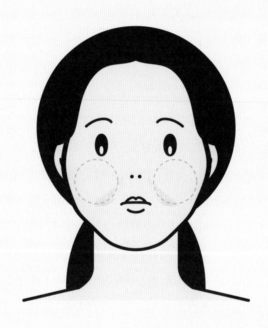

진단 방법 30쪽

나이 들면 얼굴 살부터 빠진다는 말은 거짓말이라고 생각했어요. 절대 빠지지 않을 것 같았거든요. 지금은 확실히 말씀드릴 수 있어요. 나이가 들수록 얼굴에는 살이 찌지 않습니다. 얼굴 피하지방층이 점점 얇아져서, 눈가에 잔주름도 보이고, 볼이 들어가기 시작할 거예요. 20대 때 원했던 갸름하고 '볼살'이 없는 얼굴은 다이어트로 살을 뺀다고 되는 게 아니었어요. 얼굴 근육에 대해 해부학적 지식을 갖게 된 후로 제가 싫어하던 앞볼과 옆 광대의 볼륨이 살이 아니라 광대 근육의 모양이나 사이즈와 더 관련이 있다는 걸 알게 되었어요. 또, 이 근육들은 표정을 짓는 방식이나 습관에 따라 더 도드라져 보일 수 있다는 것도요. 중요한 건 바로 광대 근육이었어요.

볼과 광대 부위에 침 치료를 하다 보면 침이 안 들어갈 정도로 굳어 있는 분들이 있어요. 그 부위 근육에 힘을 많이 주는 습관이 있거나, 손으로 만져봐도 근육 사이즈가 큰 경우들이 많았어요. 얼굴을 작고 갸름하게 만들기 위해서는 우선 이렇게 뭉친 근육을 풀어주는 것이 중요합니다.

운동 요약 검지로 광대 근육을 따라 문지르며 이완합니다.
효과 굳었거나 단축된 광대 근육의 긴장을 풀어주어 광대 부위의 볼륨을 줄입니다.

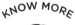
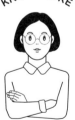

의학적으로는.

광대 근육은 큰광대근zygomaticus major m.과 작은광대근zygomaticus minor m.으로 이루어져 있어요. 두 근육 모두 광대뼈에서 시작해 윗입술 근육에 부착되는 근육들로, 웃을 때 입술을 위쪽으로 끌어올리는 역할을 합니다. 그런데 이 근육들이 단축되면 우리가 싫어하는 팔자주름이 생기고, 평소 움직임이 없어 뭉치게 되면 앞볼이 약간 심술스러운 모양으로 튀어나오게 됩니다. 운동으로 이완해주고 평소에 더 자주 웃어서 이 근육을 자연스럽게 사용해주세요.

운동을 시작합니다

준비물   권장 횟수
벽에 붙은 거울   5세트

1. 거울을 정면으로 바라봅니다. 검은 눈동자 바깥 라인을 따라
아래로 가상의 선을 긋고, 콧망울이 시작되는 부분에서 가로선을
그어 만나는 곳을 찾아보세요. 검지로 그 부근을 만져보면
움푹 들어간 게 느껴지는 지점이 있을 거예요.
위치는 개인차가 있으니 눌러보며 찾아보세요.

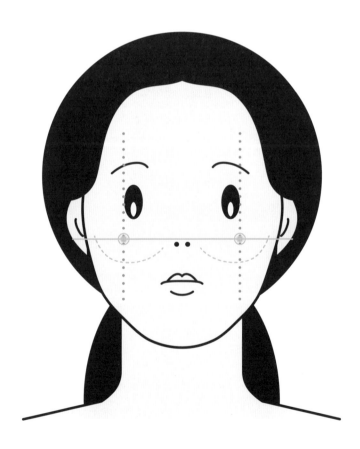

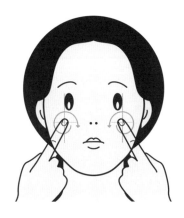
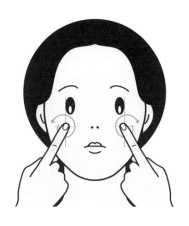

2. 바로 그 지점에 검지를 고정하고
안쪽 방향으로 원을 그리듯 회전합니다.
10회 반복해요. 이때 광대 근육이 많이
뭉쳐 있다면 딱- 딱- 소리가 날 수도 있어요.
그만큼 심각한 상태라는 거예요.

3. 반대 방향으로 원을 그리듯
5회 회전합니다.

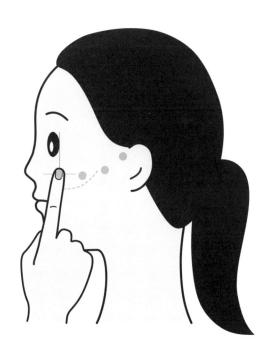

4. 이번엔 검지를 올려놓은
지점에서 귓바퀴 앞까지
가상의 선을 긋고 4등분합니다.
그러면 3번에서 찾은 지점
이외에 3개의 지점이
더 생기는데요. 이곳들도
마찬가지로 안쪽으로 10회,
바깥쪽으로 5회씩
각각 문질러주세요.
이렇게 하면 1세트입니다.

함께 하면 좋은 운동
100쪽에서 설명한 턱관절 장애 완화를 위한 '위턱 이완 운동'을 먼저 한 후 이 운동을 하면,
눈 아래부터 입술 위까지 전체적으로 근육의 긴장을 풀어주는 데 효과적이에요.
다음에 소개하는 '광대 이완 집중 운동'과 세트인 것은 말할 것도 없겠죠?

"광대 볼륨이 너무 커요"

광대 이완 집중 운동

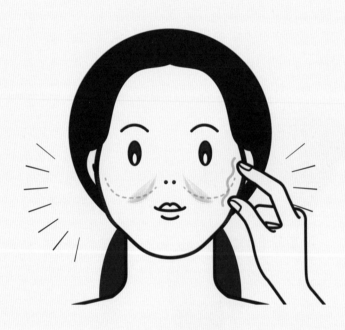

진단 방법 30쪽

기본 운동으로 뭉친 근육을 시원하게 풀었다면, 이번엔 더 넓은 부위를 이완시켜봅니다. 저는 2년 전에 '늦깎이 치아교정자'가 되어, 얼마 전 겨우 졸업했는데요. 교정하는 동안 저도 모르게 턱과 광대에 힘을 주고 있는 걸 느낄 수 있었어요. 그리고 그 주변 근육들도 계속 굳어가는 걸 느꼈고요. 교정자가 아니더라도, 얼굴에 무의식적으로 힘을 주는 습관이 있는 분들도 많아요.

뒤쪽에서 소개할 위턱, 깨물근, 턱 근육 이완 운동이 명확히 '턱관절 장애'에 초점을 맞추고 있다면, 먼저 소개할 이 운동은 턱관절 장애로 영향을 받은 앞볼과 팔자주름 부위, 또 광대뼈 아래 라인을 두루두루 이완시키는 걸 목표로 하고 있어요.

운동 요약 기본 운동보다 좀 더 광범위한 부위를 검지로 문지르며 이완시킵니다.

효과 광대 근육의 긴장을 완화하여 광대 부위의 볼륨을 줄입니다.

KNOW MORE

의학적으로는.

치아교정은 생각보다 얼굴에 큰 변화를 줄 수 있는 치료예요. 제가 직접 경험하기 전에도, 환자분들의 교정 과정을 지켜보면서 얼굴이 어떻게 변하는지 관찰할 수 있었는데요. 얼굴형이나 치아교정 방식에 따라 차이는 있지만 공통점은 볼 근육이 단단히 뭉치는 증상이 있다는 거였어요. 치아교정을 앞두고 있거나 시작했다면 이 운동을 꾸준히 해주세요. 교정으로 인한 변화를 완화할 수 있을 거예요. 주변에 이 사실을 널리널리 알려주세요!

HOW TO　　　　　운동을 시작합니다

준비물	권장 횟수
벽에 붙은 거울	3~4세트

1. 거울을 정면으로 바라봅니다.
기본 운동을 할 때처럼 검은 눈동자
바깥 라인을 따라 아래로 가상의 선을 긋습니다.
그 선과 광대뼈가 끝나는 ⒶN 지점
(뼈가 있다가 훅! 절벽처럼 떨어지는 지점)이
만나는 곳에 검지를 올려놓습니다.

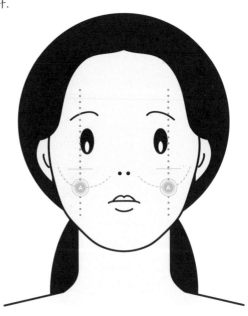

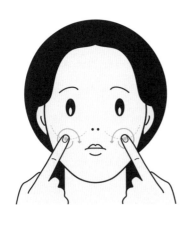

2. 기본 운동처럼 그 지점에 검지를
고정하고 원을 그리듯 안쪽으로 10회
움직입니다. 광대 근육이 많이 뭉쳐 있다면
딱딱 소리가 날 수도 있어요.
반대 방향으로도 원을 3회 그려줍니다.

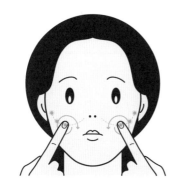

3. 광대뼈 아래 라인을 따라 귀 쪽으로
올라가면서 각 지점을 안쪽으로 10회,
바깥쪽으로 5회 움직여줍니다.
그러면 1세트 완성.
총 3~4세트 정도 해주세요.

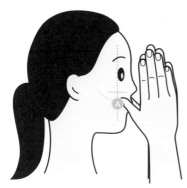

4. 두 손바닥을 마주보게 한 상태에서
양 엄지를 Ⓐ 지점에 둡니다.

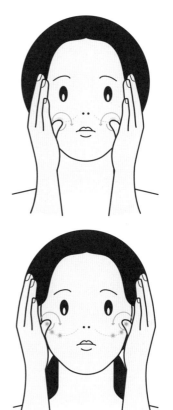

5. 엄지로 광대뼈를 살짝 올려주는 느낌으로,
안쪽 방향으로 원을 그리듯 10회 움직입니다.
많이 뭉쳐 있는 경우, 둔한 통증 같은 느낌이
올 수도 있어요. 저는 교정하는 동안
늘 그랬거든요. 그럴 때는 아프다 느끼지
않을 정도의 힘으로만 운동해주세요.

6. 앞의 3번과 같은 광대뼈 아래 라인을 따라
올라가면서 각 지점을 10회씩 원을 그리듯
움직여줍니다.

함께 하면 좋은 운동
이 운동은 볼 근육이 뭉친 것을 풀어줄 뿐만 아니라, 팔자주름을 만드는 근육 단축을 완화해주어서
팔자주름 예방에도 효과가 있어요. 팔자주름이 걱정된다면 134쪽 '팔자주름 탄력 운동'과 함께 해주세요.

"음식 먹을 때 딱딱 소리가 나요"

위턱 이완 운동

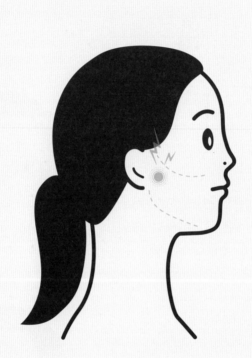

진단 방법 30쪽

얼굴 치료를 위해 내원하는 20~30대 환자 중 턱관절 장애 증상이 없는 분을 찾아보기 힘들 정도예요. 입을 크게 벌리거나 음식을 씹을 때 광대뼈 아래 부위에 통증이 있거나, 아래턱과 위턱의 연결 부위에서 딱딱 소리가 나고, 소리가 나지 않더라도 뭔가 뻑뻑하거나 턱을 움직일 때 왠지 불안하다면 턱관절 장애 증상이 있다고 할 수 있어요. 특히 치아교정 중일 때는 치아에 힘을 주어 가지런히 맞추기 때문에, 턱에 힘을 주기 쉽고 이를 악물게 되거든요. 이런 증상은 그냥 두면 점점 심해지기 때문에 불편함이 없을 정도여도 쉬이 생각해선 안 돼요.

턱관절은 크게 위턱인 '상악'과 아래턱인 '하악'으로 나뉘는데요. 우리가 광대라고 하는 부분이 상악, 턱이라고 부르는 부분이 하악이에요. 이 운동은 '상악' 그러니까 광대 부위의 긴장을 풀어 이완하는 운동입니다. 가만히 있는데도 광대 부위에 힘이 들어간다고 느끼거나 씹을 때 딱딱 소리가 난다면 이 운동을 추천해요.

운동 요약 위턱과 아래턱 연결 부위의 근육을 엄지로 눌러줍니다.
효과 턱 부위 긴장을 풀어 턱관절 장애 증상을 완화합니다.

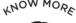
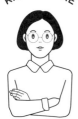

의학적으로는.

턱관절 장애TMJ는 위턱과 아래턱 뼈 사이의 디스크, 인대 등에 구조적인 문제가 생기거나 주변 근육이 비정상적으로 긴장해서 생깁니다. 턱관절 장애가 계속되면, 일차적으로는 광대와 턱 근육에 비정상적인 긴장이 지속되어서 얼굴 라인이 울퉁불퉁해지고, 심해지면 음식을 먹거나 입을 크게 벌려 말하거나 혹은 표정을 짓기조차 어려워져요. 심지어 두통까지 유발할 수 있어서 삶의 질을 크게 떨어뜨립니다. 여기서는 매일매일 챙겨주면 생활하며 불편함을 느끼지 않을 정도까지 증상을 완화해주는 운동을 소개할게요. 만일 본인의 손가락 세 개가 들어갈 만큼 입을 벌려보고, 그것이 힘들 정도라면 꼭! 구강내과에서 진단을 받고 치료해야 합니다.

HOW TO   운동을 시작합니다

준비물   **권장 횟수**
거울   생활 속에서 수시로 해주세요. 익숙해지면 거울을
                보지 않고도 쉽게 할 수 있거든요. 그래도 최소
                횟수를 정한다면 5회 반복.

1. 운동을 시작할 지점을 찾아야 해요.
귀 앞쪽과 옆 광대 사이에 중지를 두고
입을 살짝 벌렸다 다물었다 해보세요.
이때 옆 광대의 시작점에서
입을 벌렸다 다물 때 푹 들어가는 곳을
찾아보세요.

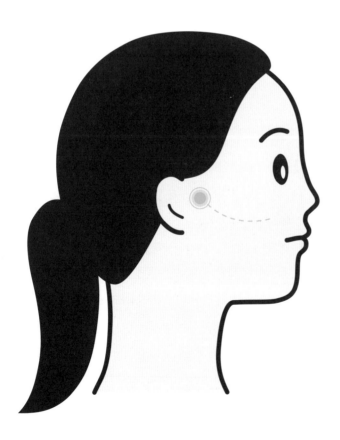

2. 그 지점을 찾았다면, 그다음부터는
매우 쉬워요. 광대뼈 라인을 따라
뒤에서 앞으로 꼭꼭 눌러줍니다.
평소 긴장을 많이 하고 있었다면
기분 좋은 시원한 느낌이 올 거예요.
이때 주의할 것! 절대 얼굴이 아플 정도의
강도로 누르면 안 됩니다.

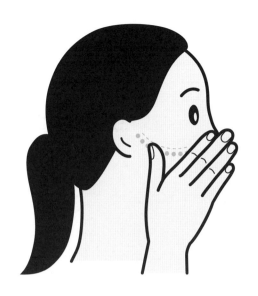

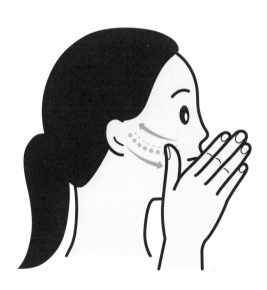

3. 점으로 눌러주었던 부분을 짧은 선으로
연결하는 것처럼 시작점에서 앞 광대까지
앞뒤로 부드럽게 마사지해주세요.

함께 하면 좋은 운동
일상생활을 하다가 중간중간 이 부위에 힘을 주고 있는지 확인하고 수시로 해주면 좋아요. 다음 장에
이어지는 '깨물근 이완 운동'과 세트로 해주면 효과가 배가됩니다.

"저도 모르게 이를 앙다물고, 잘 때 이도 갈아요"

깨물근 이완 운동

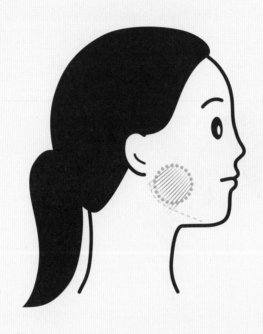

진단 방법 30쪽

턱관절에 힘이 들어가면 무의식중에 이를 앙다무는 상태가 돼요. 그러면 턱 근육 부위가 두터워져서 우리가 흔히 '사각턱'이라고 부르는 얼굴형이 될 수 있답니다. 미용 문제도 그렇지만 씹기근들에 전반적으로 긴장이 지속되면 두통이 생기거나, 치아 마모 등 이차적인 부작용이 생길 수 있기 때문에 수시로 아래턱을 이완해주면 좋아요. 이 운동은 의식적으로 '힘을 주는 운동'이라기보다 반대로 '힘을 빼는 케어'로 생각해주세요.

운동 요약 턱을 고정시키고, 엄지로 깨물근을 둥글게 문질러줍니다.
효과 아래턱 관절의 긴장에 큰 영향을 주는 부위를 이완해 턱관절 장애 증상을 완화합니다.

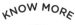
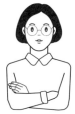

의학적으로는.

음식을 씹을 때 쓰는 근육 중에 우리가 흔히 턱 근육이라고 부르는 부분이 깨물근masseter m.이에요. 씹을 때 쓰는 모든 근육 중 가장 두껍고, 힘이 센 근육이지요. 생활 속에서 자주 쓰이는 근육이기 때문에 원래도 힘을 주기 쉬운데, 턱관절 장애 증상이 있거나 이를 앙다무는 습관이 있으면 비정상적으로 비대해질 수 있어요.
깨물근은 사각형 모양으로 근육 결이 여러 겹이고, 평소 피로도가 높은 부위예요. 턱이 늘 뻑뻑한 느낌이 들고, 아침에 눈 떴을 때 어금니를 악물고 있는 경우가 잦다면 이 운동이 도움을 줄 거예요.

준비물
거울

권장 횟수
횟수를 정하지 말고,
자주 해주세요.

1. 우선 어금니를 악물었을 때,
볼록 올라오는 부위를 확인합니다.
그게 '깨물근'이에요.

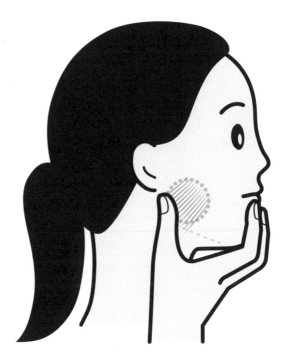

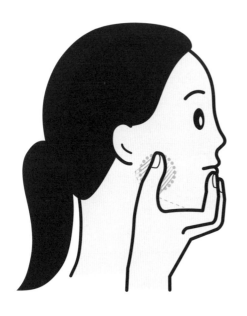

2. 턱이 움직이지 않도록 잡아서 고정합니다.
이때 손 모양은 편한 대로 하세요.
아래턱뼈 각의 위치를 확인하고
그 각 모서리 바로 앞쪽에서 시작해
깨물근 부위를 엄지로 문질러주세요.
동그라미를 그리듯요.
시계 방향으로 10회 반복합니다.
이때 아프지 않게, 문지를 때
시원한 느낌이 들 만큼의 강도여야 해요.

3. 같은 시작점에서 반시계방향으로
동그라미를 그리며 10회 문지릅니다.

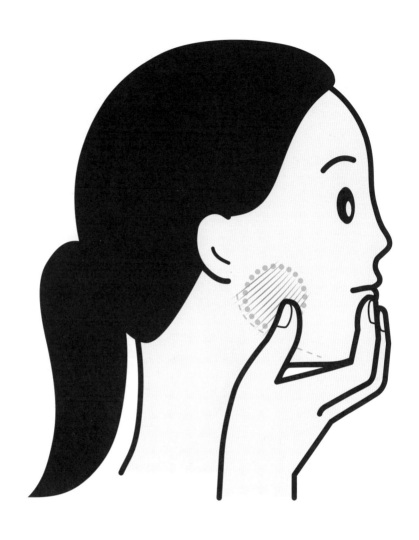

함께 하면 좋은 운동
'광대 이완 운동'(92쪽, 96쪽)과 함께 해주면 효과가 배가됩니다.
광대와 아래턱은 늘 세트로 생각해주세요.

"사각턱에 좌우 턱 모양도 달라요"

턱 근육 이완 운동

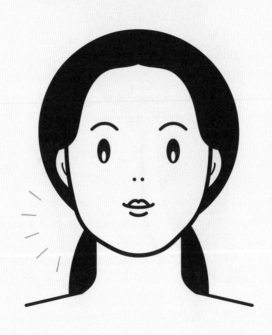

진단 방법 31쪽

턱은 '국민 시술 부위'라고 할 만큼 많은 분이 보톡스를 맞는 부위입니다. 보통은 습관 때문에 이 근육이 커지거나, 비대칭이 되는데요. 선천적으로 근육이 남다르게 비대한 분도 아주 가끔 만나봤어요. 이런 경우, 저는 굳이 보톡스 시술을 하지 말라고 조언하진 않아요. 그분들이 원하는 드라마틱한 변화를 가져다줄 수 있는 가장 저렴하고 쉬운 시술이 보톡스인 건 사실이거든요.

다만, 이 부위는 씹는 기능을 수행하는 아주 중요한 근육이 있는 곳이어서 짧은 기간에 반복해 시술을 하는 '중독' 상태까지 가는 것은 정말 주의해야 해요. 우리에겐 50대, 60대 그리고 70대까지도 삶이 이어진다는 것을 잊지 마세요. 조금은 느리지만 안전하고 기분 좋은 방식으로 건강하고 예쁜 턱을 만들어보자고요.

chapter 2에서 스스로 진단해볼 때 말씀드린 것처럼 치아에 전혀 문제가 없는데도 턱 좌우가 비대칭이거나 비대해졌을 경우 이 운동이 효과가 있을 거예요. 하지만 깨물근을 좌우 대칭으로 쓸 수 없다면 반드시 치과 치료부터 받아야 합니다! 치아 상태와 깨물근 사이즈는 밀접한 관계거든요.

운동 요약 주먹으로 턱 라인을 따라 부드럽게 쓸어 올립니다.

효과 좌우 깨물근 크기 차이와 비대해진 턱 부피를 줄여줍니다.

의학적으로는.

어떤 이유에서든 한쪽으로만 음식을 씹는 운동이 일정 기간 이상 이어지면, 당연히 그쪽 깨물근이 더 커질 수밖에 없겠죠. 한쪽으로만 씹는 운동을 하는 것이 가장 흔한 이유이고, 그 외에 턱 근육이 비대칭으로 발달하게 만드는 전신의 습관들도 다양하게 있어요. 척추와 골반, 경추와 두개골은 모두 어느 한쪽의 움직임이 나머지 구조에 연쇄적으로 영향을 미치고 그 반응이 복합적으로 나타나거든요. 구조적인 문제가 있다면 꼭 영상의학적 진단을 통해 원인을 먼저 파악하는 것을 추천해요.

HOW TO　　　　운동을 시작합니다

준비물　　　　　　　**권장 횟수**
거울, 폼클렌징　　　　아침저녁으로 두 가지 운동을 각각 20회씩
　　　　　　　　　　해줍니다. 아무래도 폼클렌징을 한 상태에서만
　　　　　　　　　　할 수 있기 때문에 한 번에 해야 할 운동 횟수가
　　　　　　　　　　많은 편이에요.

1. 피부의 자극을 줄이기 위해, 운동 효과가 얼굴 표면보다는
근육에 작용하도록 아침저녁 세안 시 폼클렌징 거품으로
얼굴 표면이 매끌매끌할 때 해주세요.

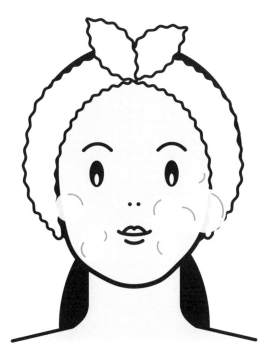

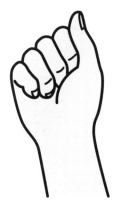

2. 왼쪽 턱이 크다면 왼손으로,
오른쪽 턱이 크다면 오른손으로 주먹을 살며시 쥡니다.
꽉! 쥐는 것이 아니라 부드럽게 살며시 쥐어요.

3. 입술이 끝나는 지점 아래쪽의 턱에서부터
사각턱 각까지 한 방향으로 주먹을 부드럽게
쓸어 올립니다. 이때 절대 위아래로 왔다 갔다
움직이면 안 돼요. 아래에서 위로 올려주고,
다시 시작점으로 돌아와서 아래에서 위로
올려주는 것이 포인트! 20회 반복합니다.

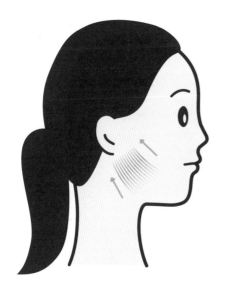

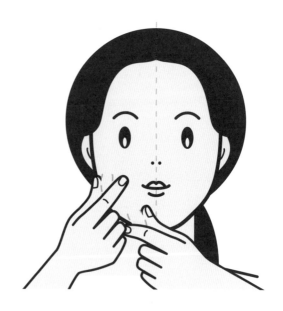

4. 두 번째 운동은 턱 중앙 지점에서 사각턱 각까지 수제비를 뜯는
느낌으로 양손으로 번갈아 올라가며 만져주는 것입니다.
아플 만큼 세게 꼬집을 필요는 없습니다! 시원하게 조물조물해주세요.

함께 하면 좋은 운동
전신 운동(142쪽)을 함께 해보세요. 근본적인 부분도 조금씩 해결하고,
깨물근에 직접 작용하는 이 운동까지 함께 해주면, 금상첨화!

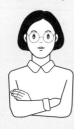

작은 얼굴, 예쁜 얼굴, 그건 어떤 얼굴일까요?

얼굴형을 침으로 만들어가는 치료를 하는 사람의 숙명은, 저보다 훨씬 얼굴도 작고, 얼굴형도 예쁘고, 어디 하나 흠잡을 데가 없는 환자들이 자신의 얼굴에 불만족하는 상황을 만나고, 그분들의 마음을 헤아려야 한다는 것입니다. 치료의 특성상 미디어에 노출되고 사진이나 영상에 많이 찍히는 직군의 분들이 오실 때가 많습니다. 이분들에게 한두 번의 얼굴 뼈 윤곽수술은 크게 드문 경우가 아니지요. (물론 그렇지 않은 분들도 많지만요.) 사진은 3D를 2D로 바꾸는 작업이잖아요. 특별히 입체적인 얼굴 윤곽과 눈코입을 가진 경우가 아니라면, 대부분은 사진에서 실제 얼굴보다 더 크게 표현되는 것이 일반적입니다.

어느 날 이미 윤곽수술을 받았던 한 환자분에게 이런 말을 들었습니다. "원장님, 제 얼굴이 충분히 작지 않은 것 같아요. 턱을 한 번 더 깎고 싶어요."

그날 퇴근길에 정말 많은 생각이 들었어요. 도대체 우리 얼굴은 얼마나 작아야 '작은 것'일까. '충분히 작은'이라는 기준이 있을까? 아니, 이 환자분이 한 번 더 턱뼈를 깎는 수술을 하면, 정말 그때 만족할 수 있을까. 식욕을 잃어가며 생각에 잠긴 끝에 도달한 결론은 '그런 건 없다!'입니다.

'작다'라는 개념은 절대적 기준이 없어요. 상대적인 거잖아요. '지금보다 더 작다'는 가능할 수 있겠죠. "아, 그 친구는 얼굴이 작아"라고 말한다면 '그건 다른 친구들에 비해'라는 것뿐이죠. 사실 해부학적으로 말하면 두개골과 안면부는 내 몸과 별개로 존재할 수 없습니다. 그게 바로, 얼굴 사이즈만을 논의하는 것이 이상하지 않은가라고 제가 생각하는 이유예요. 하지만 수없이 많은 분을 관찰해보았을 때, 그런 방식으로 스스로에게 만족감을 얻기란 뼈를 깎는 고통보다 더 어려운 일인 것 같아요.

온전히, 내 얼굴을 가지고 그 안에서 나다움을 잃지 않고 변화를 만든다는 것. 내 느낌을 잃지 않는 것보다 중요한 것은 없다고 생각합니다.

"치아교정 하다가 자갈턱이 됐어요"

자갈턱 이완 운동

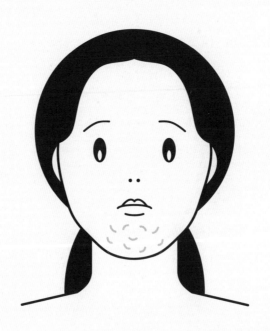

진단 방법 31쪽

"원장님, 저 자갈턱 때문에 고민이에요."

"자갈턱이 뭐예요?!"

"턱 아래가 이렇게 우글우글하게 되는 걸 자갈턱이라고 하는데, 여기에 보톡스 많이들 맞아요."

수년 전에 치아교정 중이던 한 환자분에게 처음 '자갈턱'이라는 표현을 들었어요. 교정을 하면 아래턱에 힘을 많이 주게 된다는 걸 알고 있었지만, 그렇게 부르는 줄은 몰랐거든요.

앞서 소개한 광대나 앞볼, 턱 근육 이완 운동도 교정하는 분들께 효과가 있지만, 이 운동은 오직 치아교정자만을 위한 특별 운동이에요. 치아교정은 인위적인 강한 힘으로 구강이 정렬되도록 조정하는 작업이기 때문에 그 주변의 입술, 턱, 볼, 광대 부위의 근육들이 상당히 영향을 받게 돼요. 특히 자갈턱이 생기는 아래턱 같은 경우 잠잘 때나 무표정하게 있을 때 무의식적으로 힘이 들어가고요. 저도 늦깎이 교정자인데요. 이 운동을 챙겨서 해준 덕분에 교정이 끝나고 자갈턱이 남지 않았어요. 혹 교정자가 아니더라도 평소 아래턱에 힘을 주는 습관이 있다면 이 운동을 추천합니다.

운동 요약 검지로 턱 끝의 근육을 문지릅니다.

효과 턱에 힘이 들어가는 것을 주기적으로 이완시켜 자갈턱을 예방하고 완화합니다.

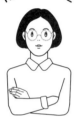

KNOW MORE

의학적으로는.

'자갈턱'이라고 검색하면 수많은 블로그 광고, 보톡스 연관 글들이 쏟아져요. 자갈턱 보톡스는 턱끝근mentalis m.에 보톡스를 주입하는 건데요. 그 근육을 마비시켜서 아래턱에 생긴 울퉁불퉁한 자갈 모양을 없애는 시술이에요. 그런데 이 턱끝근 주변에는 아랫입술내림근depressor labii inferioris m.이라는 근육도 있어서, 시술이 조금이라도 정교하게 이뤄지지 않으면 아랫입술의 운동 기능이 떨어지고, 표정을 짓는 데 문제가 생길 수도 있습니다. 게다가 입술 주변에 보톡스 시술을 하면 입술 비대칭을 유발할 수도 있고요.

되도록이면 스스로 운동을 해서 관리하기를 당부하고 싶어요. 수술이든 시술이든 선택하기 전에 먼저 내가 할 수 있는 일을 해보았는지 질문해보는 것이 중요하다고 생각해요.

준비물   권장 횟수
거울   아침저녁으로
                      부위마다 10회

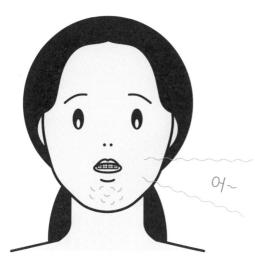

1. 허리와 등을 펴고, 바른 자세로 앉습니다.
"어~~~" 소리를 내봅니다.
자연스럽게 입 주변에 힘이 풀리고,
입이 살짝 벌어지도록 두세요.

2. 입이 자연스럽게 벌어진
그 상태에서 코로 숨을 마시고,
벌어진 입으로는 숨을 내쉬는
심호흡을 3회 해줍니다.
더 깊은 긴장까지
이완하는 거예요.

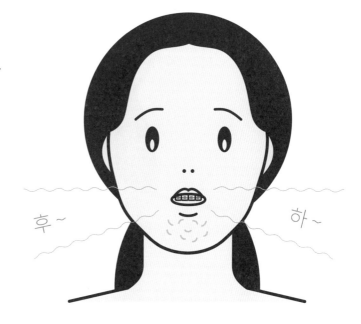

3. 이완된 상태로, 검지를 자갈턱 한가운데에
가로로 대고, 좌우로 부드럽게 움직이며
문지릅니다. 피부가 붉어지지 않을 정도로
10회 반복해주세요.

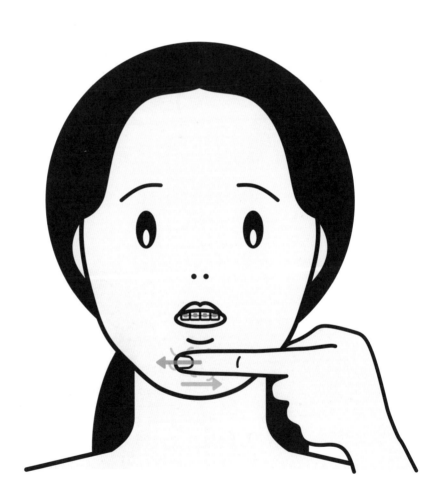

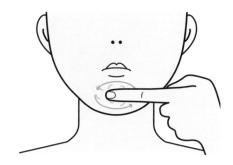

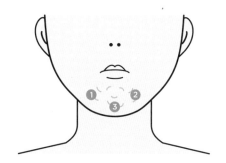

4. 그러고 나서, 같은 위치에 검지를 둔 채 타원을 그립니다. 마찬가지로 10회 반복합니다.

5. 자갈턱 군데군데를 이동하며 앞의 4번과 같이 타원을 그립니다. 내 턱에서 뭉친 곳을 찾아가며 풀어준다는 느낌으로요. 부위마다 10회씩 반복합니다.

함께 하면 좋은 운동
입술과 턱은 밀접한 관계예요. '입술 4분면 운동'(124쪽)과 함께 해주면
자갈턱 완화에 더 도움을 줄 거예요.

mouth

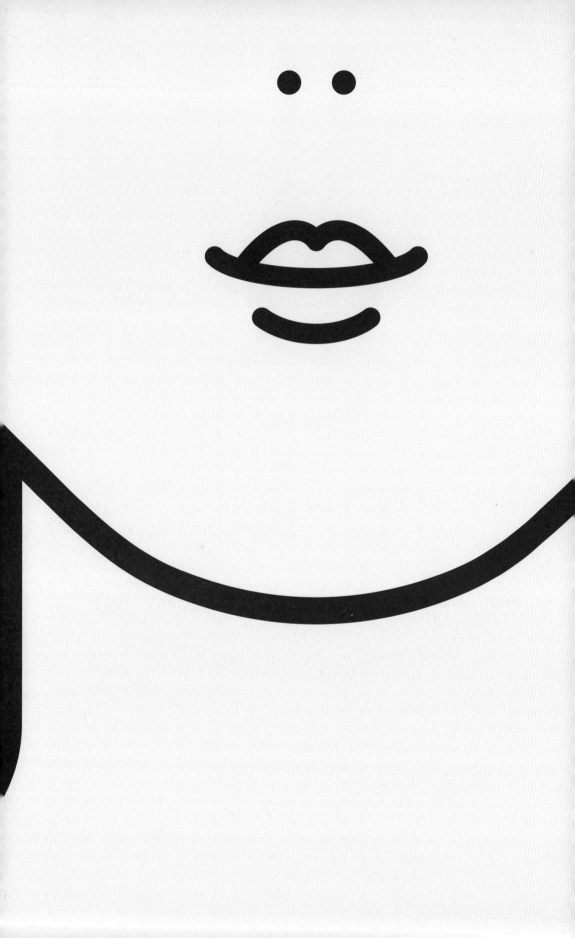

얼굴의 균형을 좌우하는

입
mouth

요즘 입술 비대칭으로 고민하는 분이 많은 듯해요. 입술은 예쁘다 안예쁘다의 문제를 떠나서 얼굴 전체의 균형을 많이 좌우하는 부위인데다, 한 사람의 이미지를 결정하는 데에 큰 영향을 주기 때문에 저는 입술 운동을 특히 강조하는 편이에요. 메시지를 전달하는 일을 하는 사람이라면 대칭으로 바른 입술은 신뢰감과 연결되기도 하고요. 정확한 사실을 전달하는 뉴스 아나운서나, 이미지를 중요시하는 승무원 면접을 준비하는 경우 이 운동이 도움을 줄 거예요. 뉴스 아나운서의 경우 발음이나 발성은 물론 상대에게 보이는 입 모양도 신뢰감을 주는 데에 큰 비중을 차지하기 때문에, 한쪽으로 더 올라가거나 치우친 입 모양을 가졌다면 반드시 교정이 필요합니다. 거울을 보고 기사 대본이나 면접용 대화를 읽으며 어떤 특정 발음에서 입 모양이 비뚤어지는지 체크해보고 그 발음을 앞으로 소개할 '입술 4분면 운동'에 적용하여 반복해보세요.

입술 비대칭은 필러나 보톡스 같은 시술 부작용 때문에 생기기도 하지만, 평소 표정을 짓는 방식이나 습관 때문인 경우도 적지 않아요. 비대칭 정도가 심하거나 시술 부작용으로 인한 것이라면 치료가 필요할 수도 있어요. 하지만 습관 때문이거나 정도가 심하지 않은 시술 부작용이라면 매일매일 습관처럼 운동을 챙겨주는 것만으로도 한 달 후 훨씬 나아진 것을 확인할 수 있고, 3~4개월 후에는 주변 사람들도 그 변화를 알아볼 수 있을 거예요.

"입술이 좌우 비대칭이에요"

입술 4분면 운동

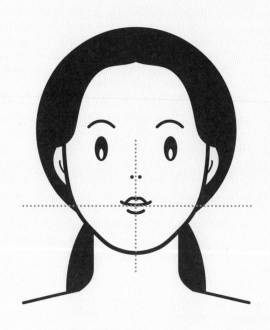

진단 방법 32쪽

이 운동은 내 입술의 길이가 어느 쪽이 더 길고 짧은지, 어느 쪽으로 치우쳐 있는지 확인하는 게 중요해요. 32쪽에서 내 입술이 4분면 기준으로 상하좌우 어떻게 비대칭인지 꼭 체크한 후 기본 운동을 시작합니다. 이 운동은 4분면의 비율을 최대한 균등하게 맞추는 게 목표예요.

운동 요약 얼굴에 가상의 가로세로 선을 그어 4분면으로 나눈 후, 입술을 상하좌우 같은 비율로 만드는 운동을 합니다.
효과 입 주변에 있는 여러 근육의 운동 기능의 차이를 줄여 입술 비대칭을 완화합니다.

KNOW MORE

의학적으로는.

입술과 관련된 근육은 입술 주변을 동그랗게 감싸고 있는 입둘레근orbicularis oris m.과 입꼬리올림근levator anguli oris m., 윗입술올림근levator labii superioris m. 그리고 아랫입술내림근depressor labii inferioris m. 등이 있는데요. 여러 근육이 연합해 운동하며 입술이 움직입니다. 근육이 정말 많죠!
입술과 관련된 근육들은 주변의 볼 근육, 턱 근육과도 관계가 있어서 볼이나 턱 부위 근육에 '물리적인' 변화가 생기면 그 영향을 받을 수밖에 없어요. 팽팽한 정도가 한쪽만 약해지거나 강해지면 입술 모양의 균형이 깨질 수 있고, 특히 인위적인 시술로 인한 경우 특정 발음을 하거나 표정을 지을 때 비대칭이 두드러지는 소위 '운동성 입술 비대칭'이 생기기도 해요. 물론 모든 시술이 입술 비대칭을 유발하는 건 아니에요. 다만, 부작용이 생길 수 있다는 것을 기억하고 신중한 마음으로 접근하면 좋겠어요.

운동을 시작합니다

준비물   권장 횟수
벽에 붙은 거울   1~5까지 기본 운동만 한다면 아침저녁 10회씩
                         1~7까지 풀세트로 한다면 아침저녁 5회씩

1. 거울을 정면으로 바라보고
코에서 인중으로, 얼굴 가운데로 내려오는
가상의 세로선을 긋습니다.

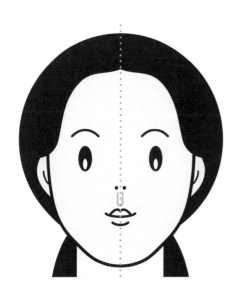
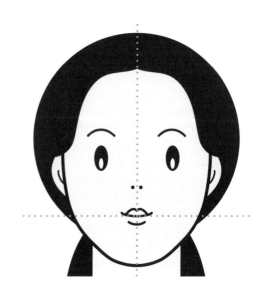

2. 윗입술과 아랫입술이 만나는 가운뎃점을
지나는 가상의 가로선을 긋습니다.

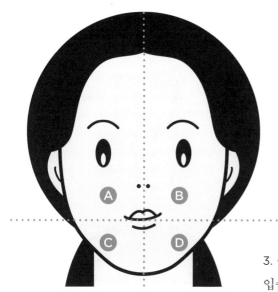

3. 무표정한 상태에서 Ⓐ~Ⓓ 각 면에 있는
입술 비율을 체크합니다. 먼저 Ⓐ와 Ⓑ쪽
윗입술의 면적, 가로 길이, 입술 두께를
체크합니다. 그다음 Ⓒ와 Ⓓ쪽의
아랫입술 면적, 가로 길이, 입술 두께를
체크하며 비교해봅니다.

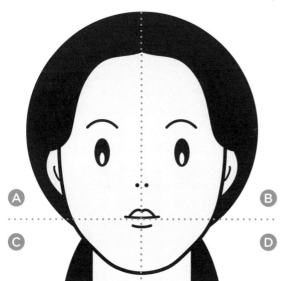

4. 무표정한 상태에서 Ⓐ와 Ⓑ, Ⓒ와 Ⓓ면의
입술 비율이 동일하도록 표정을 지어보세요.
입 주변에 힘이 들어가면, 입으로 후~ 하고
숨을 내쉬며 중간중간 긴장을 풀어줘요.
여기까지가 기본 운동입니다.

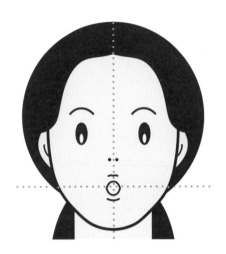 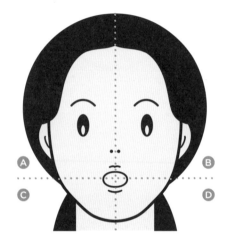

5. 계속 4분면을 생각하며
아에이오우 발음을 해봅니다.
특정한 발음을 할 때 특히
입술 비율이 확 달라진다면
그 발음을 기억해둡니다.

6. 최대한 입술이 같은 비율로
움직일 수 있도록 하며 그 발음을
여러 번 반복해주세요.

함께 하면 좋은 운동
입술 근육은 볼이나 턱 근육의 비대칭과 연관이 있어요. 이 운동을 할 때는
'턱 근육 이완 운동'(108쪽)을 함께 해보기를 추천해요.

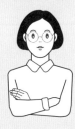

다른 사람의 외모에 대해 이야기하지 말아요, 우리

10대, 20대를 거치며 생각보다 내가 방어할 수 없는 외모 평가에 노출되는 경우가 많았습니다. 여러분도 친구들이나 주변 사람들에게 외모 평가를 받은 적, 혹은 평가를 해본 적 있나요?

칭찬이라면, 그래도 좀 나을지 모르겠습니다. 어머, 너 눈빛이 참 맑다, 너는 눈썹이 예쁘다 같은 이야기라면 아주 친한 친구 사이에서 주고받을 수는 있겠지요. 하지만, 우리가 받은 평가들이 어디 그랬던가요(저런 칭찬은 왠지 낭만주의 시에나 나올 것 같지요). 너는 코가 조금만 더 높으면 예쁠 텐데, 너 요새 살찐 거 같다, 넌 머리가 긴 게 더 잘 어울리는 거 같아 등등 왜 그 사람이 당장 바꿀 수 없는 것들에 대해 평가하는 걸까요. 사실 이런 평가보다 이런 평가에 대해 문제의식을 느끼지 못하는 분위기가 더 심각하지요. 이런 태도는 전염되기 쉬워서 한 사람이 무신경하게 시작한 외모 평가는 그런 것들을 아무렇지도 않게 여기는 문화로 발전합니다.

칭찬하고 싶을 때, 저는 그날 그 사람의 느낌에 대해 이야기합니다. "오늘 뭔가 모르게 생기가 넘치는데!", "오늘 쓴 모자가 너의 분위기와 너무 잘 어울려" 등 그날의 특별한 느낌을 전해요.

우리는 코 모양을 쉽게 바꿀 수 없습니다(물론 불가능하지는 않지만 고통과 투자 없이 휙 바꿀 수 있는 것은 아니니까요). 듣는 사람이 쉽게 바꿀 수도 없고, 쉽게 바꿔서도 안 되는 그 사람의 외모에 대한 평가는, 서로를 위해서 하지 않기로 해요. 그리고 상대에 대한 애정이 있다면, 더더욱 그런 이야기는 쉬이 할 수 없을 거에요. 누군가 바꾸기 쉽지 않은 내 모습에 부정적인 평가를 한다면, 그 관계는 다시 생각해봐야 하지 않을까요. 나를 나로 받아들이지 못하는 사람과 진심 어린 교류가 가능하지 않을 테니까요.

"웃을 때 입꼬리 높이가 차이 나요"

입꼬리 높이 맞추기 운동

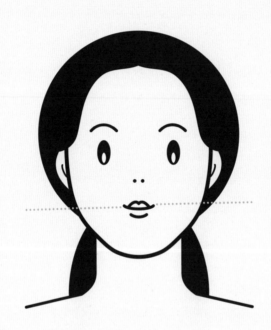

진단 방법 34쪽

나는 진심으로 기뻐서 웃었는데 상대는 비웃는 걸로 본다면 이보다 억울한 일이 있을까요. 그런데, 얼굴 비대칭 치료 상담 중에 이런 에피소드를 꽤 자주 들었어요. 입꼬리 높이 비대칭이 있으면 이렇듯 상대가 내 감정을 오해할 수도 있습니다. 우리의 행복한 의사 소통을 위해 이 운동을 꼭 챙겨주세요.

입꼬리 높이 비대칭은 입술 주변부 근육(볼이나 턱 근육)에 변화가 생겼을 때 연관해서 나타나거나, 입술을 움직이는 근육 자체의 문제로도 나타날 수 있어요. 꾸준히 하면 생각보다 눈에 띄는 변화를 볼 수 있어서 '하는 즐거움이 있는' 운동이에요.

운동 요약 입꼬리를 끌어올려 비슷한 높이로 맞추는 운동을 반복합니다.

효과 운동 능력이 떨어진 낮은 입꼬리 쪽 근육의 기능을 향상시켜 차이를 완화합니다.

KNOW MORE

의학적으로는.

입꼬리 높이와 직접 관련이 있는 것은 아무래도 입꼬리올림근levator anguli oris m.과 입꼬리당김근risorius m.이에요. 하지만, 진료하다 보면 광대 근육zygomaticus m.의 좌우 기능 차이로 인한 경우도 상당히 있었어요. 결국 우리 얼굴의 어떤 근육도 '단독으로' 기능하지 않는다는 원칙적인 이야기로 돌아오게 되지요. 때문에 얼굴의 일부만 분리해서 '줄이거나' '올리거나' 하는 것은 의학적 측면에서는 사실상 비과학적인 접근이라고도 볼 수 있어요. 상호작용하는 근육들을 늘 감안하는 것이 좋아요.

운동을 시작합니다

준비물
벽에 붙은 거울

권장 횟수
표정 때문에 오해받은 적이 있다면, 아침저녁으로
5회씩 해주세요. 화장실에 갈 때마다 거울을 보고
해주면 더 좋아요.

1. 벽에 고정된 거울을 정면으로 바라봅니다.

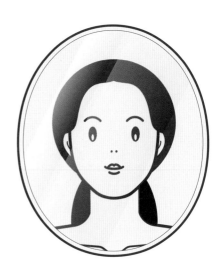

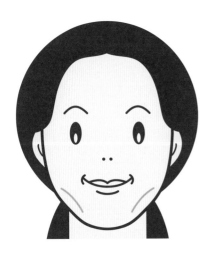

2. 입꼬리를 올려서 활짝 웃어봅니다.

3. 더 낮은 쪽 입꼬리에 시선을 두고, 마음도
그 입꼬리에 둡니다. 그리고 높은 쪽과
비슷하도록 최대한 끌어당겨 올린 후
그 상태를 유지해보세요.

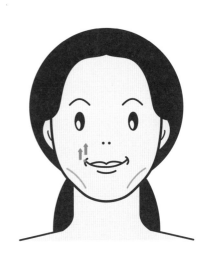

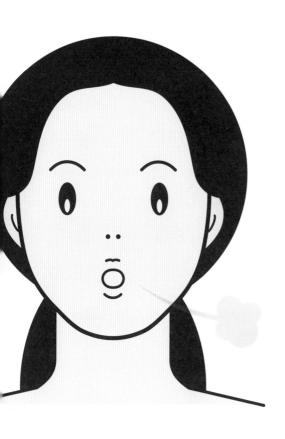

4. 입술 주변 근육에 힘이 들어가서
힘들어지면, 입으로 후~ 숨을 내쉬면서
긴장을 풀어줘요.

1~4 과정을 반복합니다.

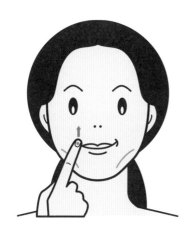

잠깐! 이때

앞의 3번 단계에서 스스로의 힘으로
입꼬리를 올릴 수 없다면
손을 이용해서 운동해보세요.
낮은 쪽 입술 끝에 검지를 살짝 얹은 후 양쪽
입꼬리 높이를 최대한 맞춰 올려보세요.

함께 하면 좋은 운동
입꼬리 높이가 비대칭인 경우, 대체로 볼 근육이 비대칭이거나 광대 근육이 굳어 있는 경우가 많아요.
92쪽과 96쪽 운동을 함께 하면 더 효과가 좋을 거예요.

"팔자주름 때문에 나이 들어 보여요"

팔자주름 탄력 운동

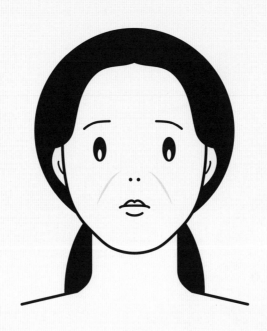

진단 방법 35쪽

내 나이보다 더 나이 들어 보이게 하는 대표적인 요인 중 하나가 팔자주름인 듯해요. 나이의 문제를 떠나 팔자주름이 있으면 다소 울상으로 보이기도 하고요.

팔자주름이 생기는 건 볼 부위 근육의 힘이 떨어지면서, 볼 근육과 윗입술 근육이 비정상적인 상호작용을 일으키기 때문인데요. 볼 부위에 근육이 유달리 많거나, 볼살이 많거나, 2년 이상 치아교정을 하거나, 치아교정을 위해 발치했을 때, 혹은 옆으로 자는 습관 때문에 생길 수 있어요. 물론 노화로 인한 것이 가장 일반적이고요.

저의 경우 20대까지만 해도 볼살이 많고 광대 근육이 발달한 편이어서 팔자주름은 제 걱정거리가 아니었어요. 그런데 30대 초중반부터 살짝 보이기 시작하더라고요. 팔자주름이 격렬하게 느껴지기 전에, 다시 말해 근육이 좀 더 젊고 건강할 때 운동을 시작한다면 팔자주름이 시작되는 나이를 늦출 수 있습니다. 또, 이미 팔자주름이 자리를 잡았다면 이 운동으로 더 깊어지는 걸 늦출 수 있어요. 나이와 상관없이 이 운동을 추천합니다.

30일간 꾸준히 운동하면서 전후 셀카를 찍어보세요. 변화를 직접 확인할 수 있을 거예요.

운동 요약 검지를 이용해 팔자주름을 위로 밀어올리듯 지그시 눌러줍니다.

효과 팔자주름을 만드는 근육들의 탄력을 높여 주름을 완화하고 예방합니다.

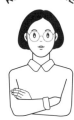

KNOW MORE

의학적으로는.

팔자주름을 만들려고 (굳이) 대동단결해 협업하는 여러 근육이 있어요. 윗입술올림근levator labii superioris m., 큰광대근zygomatic major m., 작은광대근zygomatic minor m. 그리고 윗입술콧방울올림근levator labii superioris alaeque nasi m. 등인데요. 이 많은 근육들이 복합적인 작용을 해서 만들어지는 게 팔자주름이에요. 이번 운동은 팔자주름을 만들려고 협동하는 여러 근육을 골고루 운동시키기 위해 고안했습니다.

사실 광대뼈가 앞으로 많이 돌출되거나, 구조적으로 입이 안쪽으로 쑥 들어간 경우, 또는 치아교정 때문에 발치를 해서 평소보다 입이 안쪽으로 들어가게 된 경우 등은 얼굴의 구조적 문제가 복합적으로 관여되기에 노화나 습관 때문에 생긴 팔자주름에 비해 효과를 보기가 더 어렵긴 해요. 그렇다고 해서 마치 지우개로 지우듯 뭔가를 주입해서 주름을 안 보이게 하는 방식을 선택하는 것은 근본적인 해결책이 되지 못합니다. 팔자주름은 많은 근육들이 상호작용을 하는 과정에서 생기거든요.

주름이 생기는 데 영향을 주는 여러 요인이 있는데요. 만약 광대 근육이 너무 크고 앞볼 부분의 탄력이 떨어지고 있다면, 광대 근육을 이완해주면서 이 운동을 병행하고, 아래턱에 힘이 많이 들어가는 증상이 함께 있다면 chapter 4의 '자갈턱 이완 운동'이나 턱관절 장애 완화를 위한 위턱, 깨물근, 턱 근육 이완 운동을 병행해주세요.

저는 그냥 팔자주름보다 팔자주름이 비대칭으로 생기는 것이 더 무섭다고 생각한 적이 있어요. 사실, 모든 주름이 보기 싫지는 않잖아요. 자연스럽게 생긴 주름이 아름답게 느껴질 때도 있고, 나도 저런 주름을 갖고 싶다 느끼기도 하고요. 하지만 팔자주름이 비대칭으로 생기면 아무래도 입 주변인 데다가 표정을 지을 때 도드라지는 주름이라서, 입술 비대칭 문제처럼 상대에게 잘못된 메시지를 줄 수도 있어요.

준비물
거울, 기초화장품

권장 횟수
아침저녁 세안을 하고 기초화장품을 바른 직후
5세트씩 해주세요.

1. 세안 후 기초화장품을 바릅니다.
맨얼굴로 운동을 하면 마찰 때문에
피부에 잔주름이 생길 수도 있거든요.

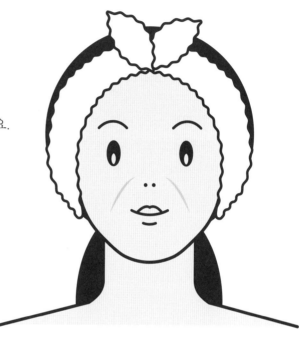

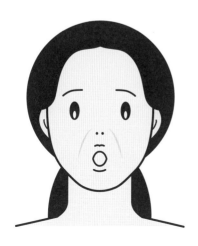

2. '오'와 '어'를 동시에 발음하는 듯한 입 모양을
만듭니다. 처음엔 조금 어려울 수 있어요.

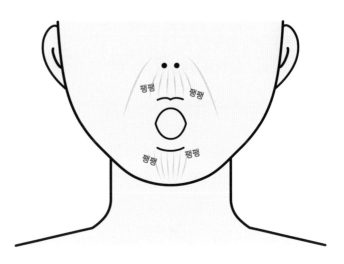

3. 윗니를 덮은 인중 부위와 아랫니를 덮은
아랫입술과 턱까지 최대한 팽팽해지도록
해주세요. 이게 기본 표정이에요.

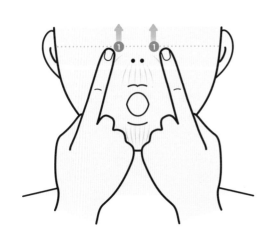

4. 양손 검지 끝으로 팔자주름이 시작되는,
콧망울 위치보다 살짝 위쪽인 ❶부위를
밀어올리듯이 지그시 10초간 눌러줍니다.
이때 기본 표정은 쭉 유지해야 해요!

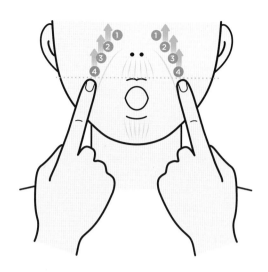

5. 팔자주름 라인을 따라 ❷, ❸, ❹ 부위로 쭉 내려오면서 똑같이
위로 밀어올리듯 지그시 각 10초간 눌러줍니다. 팔자주름 선 위에
손가락을 놓는 것이 아니라, 주름 선보다 살짝 위쪽에 놓습니다.
이미 선이 생긴 곳에 자극을 주면 주름 선이 더 깊어질 수 있기
때문이에요.

가장 중요한 건 기본 표정을 유지한 상태에서 해야 한다는 것!
운동을 하다가 기본 표정이 풀리면 다시 처음부터 기본 표정을
지은 후 운동을 해주세요.

함께 하면 좋은 운동
• 팔자주름 모양이 비대칭이라면 입술 비대칭인지(32쪽), 입꼬리 비대칭인지(34쪽)
체크한 후 해당 운동도 추가해서 함께 해주세요.
• 팔자주름이 있는 데다가 광대, 볼 부위가 크다면 '광대 이완 기본 운동'(92쪽)과
'광대 이완 집중 운동'(96쪽)을 함께 해주세요.
• 팔자주름이 있는 데다가 아래턱과 입술 주변에 힘을 주는 버릇이 있다면
'자갈턱 이완 운동'(114쪽)과 '깨물근 이완 운동'(104쪽)을 함께 하면 더 효과가 좋습니다.

body

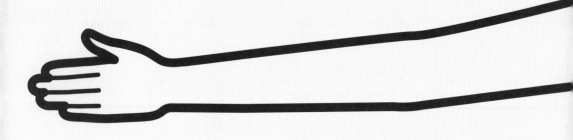

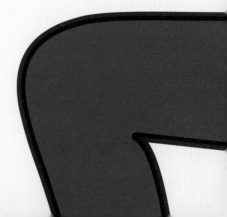

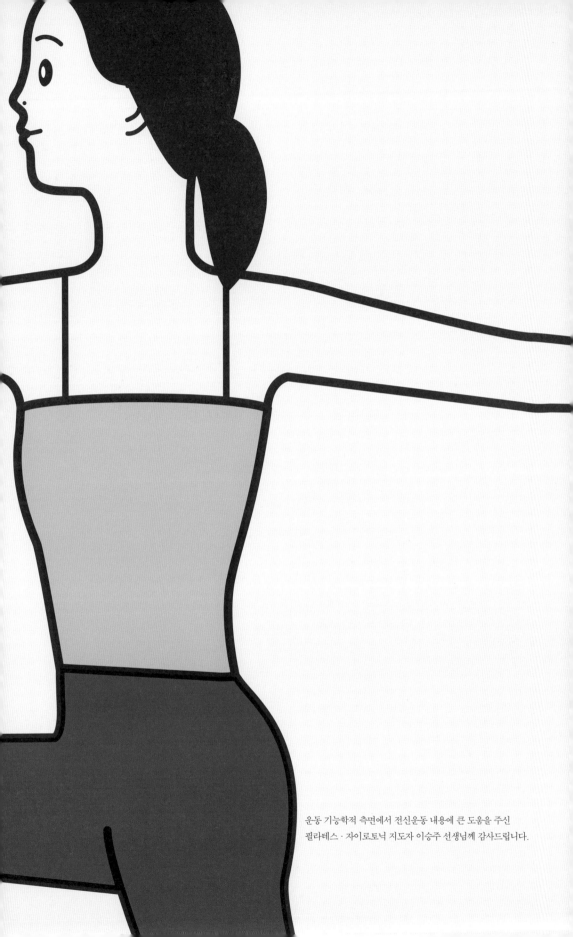

운동 기능학적 측면에서 전신운동 내용에 큰 도움을 주신
필라테스 · 자이로토닉 지도자 이승주 선생님께 감사드립니다.

균형을 위한 기본 중 기본

전신 운동
body

얼굴 비대칭 상담에서 가장 많이 들었던 질문 중 하나는 "몸에 비대칭이 생겨서 얼굴에도 비대칭이 생긴다던데, 그럼 척추측만증(혹은 골반 틀어짐)을 고치면 얼굴 비대칭도 나아지나요?"라는 거였어요. 척추측만증이 있거나, 골반이 비대칭이라면 어깨와 목에 영향을 주고 그로 인해 전반적으로 얼굴의 비대칭을 유발할 환경이 더 잘 조성되는 것은 맞습니다. 척추측만증은 그 측만의 정도가 점점 더 심해지기 쉽고, 치료하더라도 측만이 생기기 전으로 완전히 되돌리기는 의학적으로 어렵습니다. 골반도 꾸준히 수년간 바로잡아가면 그 정도가 심해지지 않게 할 수 있는 것뿐이고요. 치료 기간이 길고 쉽게 교정되지 않기 때문에 바른 자세를 취해 얼굴의 변화를 예방해야 한다는 걸 무엇보다 강조하고 싶습니다.

척추측만이나 골반의 틀어짐으로 인해 부수적으로 생긴 얼굴 부위 뼈의 비대칭과 그로 인한 연조직(얼굴, 살, 근육) 비대칭은 아안 운동의 대상은 아니에요. 다만 이미 발생한 구조적인 비대칭은 어쩔 수 없다 해도 그로 인해 파급된 연조직의 비대칭은 아안 운동의 대상입니다. 여기서 소개하는 전신 자세교정 운동들은 앞으로 비대칭이 더 심해지지 않도록 돕는 역할을 합니다. 또는 지금은 구조적인 문제가 없지만 바른 자세를 유지해 얼굴에 변화가 오지 않게끔 예방하는 운동이라 생각해주세요. 매일 했을 때 확실한 효과를 볼 수 있는 운동들이니 매일 꾸준히 해주세요.

전신 자세교정 운동

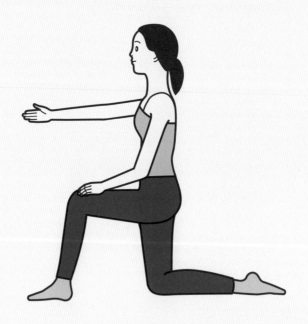

이 운동은 상체와 하체가 상호작용하며 척추와 골반을 바르게 하고, 좌우/전후방의 균형을 맞춰 움직이는 동작들이에요. 따라 하면서 내 몸의 좌우/전후방 운동 범위가 차이 나는지 살펴보세요. 그 자체로 몸 상태를 체크할 수 있는 동작이기도 하거든요.

이 운동의 목표는 아직 오지 않은 비대칭을 예방하고, 혹은 심해지지 않은 전신의 구조적인 비대칭이 더 악화되지 않도록 하는 거예요. 문제가 생기기 전에 미리 준비하는 것이 가장 좋은 치료법이라는 마음으로 매일 균형 있는 몸을 위해 챙겨주세요.

운동 요약 몸의 상하 좌우 근육의 균형을 맞춥니다. 척추를 세우고 견갑골을 내려줍니다.

효과 상체와 하체가 상호작용하며 척추와 골반을 바르게 하고, 좌우/전후의 움직임 차이를 줄여줍니다.

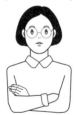

KNOW MORE

의학적으로는.

두 가지 운동을 소개할 건데요. 첫 번째 운동은 몸 전체의 좌우 균형 유지를 도울 수 있는 동작으로, 반복해주면 근육 간의 상대적인 긴장도를 이용해서 좌우 상하 근육의 비대칭적인 상태에 균형을 찾아 견갑골, 척추, 골반의 위치를 교정할 수 있어요.

두 번째 운동은, 벽을 미는 다리의 엉덩관절폄근extensors of the hip을 강화하고, 서 있는 다리의 중간볼기근gluteus medius m.과 발바닥, 발목의 힘을 길러주는 동작이에요. 또 척추를 세우는 근육들을 튼튼하게 해주고, 허리뼈를 펴고 견갑골을 아래로 내려서 스트레칭하는 효과도 있어요.

운동을 시작합니다

준비물
벽, 요가 매트

권장 횟수
좌우 각각 5회

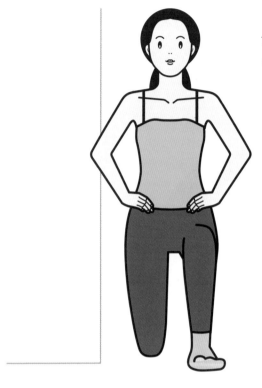

1. 오른쪽에 벽을 둘 수 있는 곳에
매트를 깔고

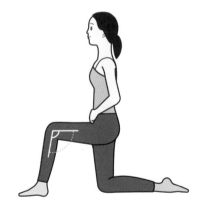

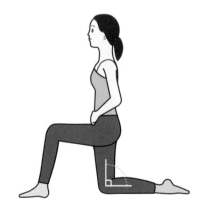

2. 왼쪽 다리를 100도 정도의 ㄱ자로 구부립니다. 오른쪽 다리는 발등이 바닥에 닿도록 한 후,
자연스럽게 ㄴ자로 만들어요. 이때 몸의 오른쪽 면이 벽에 닿게 해요.

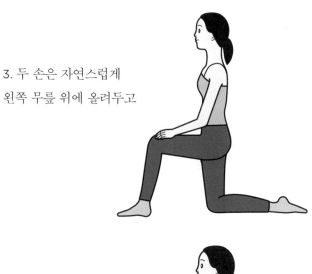

3. 두 손은 자연스럽게
왼쪽 무릎 위에 올려두고

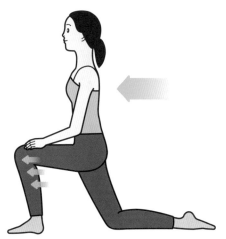 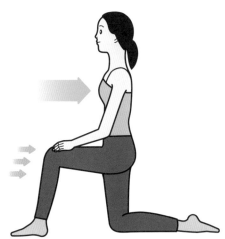

4. 왼쪽 무릎을 앞으로 밀어 몸이 앞으로 따라가게 합니다.
무릎을 원위치하면서, 몸도 처음 자세로 돌아옵니다.

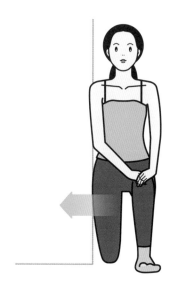

5. 동작을 하는 동안에도 오른쪽 다리 옆면이
벽을 살짝 미는 느낌으로 몸을 의지하면
안정적인 자세가 나올 거예요.
2~4번의 동작을 왔다 갔다 5회 반복합니다.

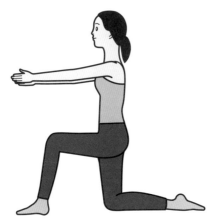

6. 하체가 이완되었다면,
상체까지 움직여볼게요.
양팔을 앞으로 나란히 수평으로 뻗습니다.
오른팔의 옆면은 벽에 닿도록 해요.

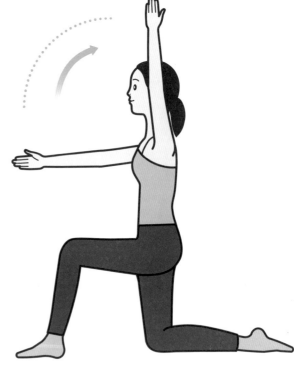

7. 오른팔은 벽에 닿은 채로,
왼팔을 귀 옆까지 들어올립니다.
반원의 $\frac{1}{2}$ 을 그리듯 움직이는 거예요.

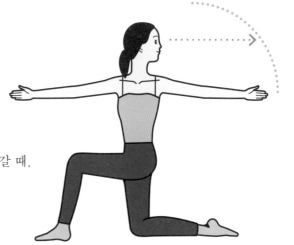

8. 왼팔이 나머지 반원의 $\frac{1}{2}$ 을 그리며 내려갈 때,
고개도 왼손 방향으로 돌립니다.
고개를 돌려 정면으로 원위치하면서
왼팔도 앞으로 나란히 위치로 돌아옵니다.

9. 자, 이제 상하체 움직임을 합체할 거예요.

앞의 4, 5번 다리 동작과 7, 8번 손 동작을 동시에 해줍니다.

왼팔이 반원을 그리며 뒤로, 시선도 뒤로 갈 때

무릎을 앞으로 밀어주고요.

왼팔이 다시 앞으로 반원을 그리며 돌아오고

시선도 앞으로 돌아올 때,

무릎을 원위치로

당겨주세요.

이렇게 왔다 갔다 5회 반복합니다.

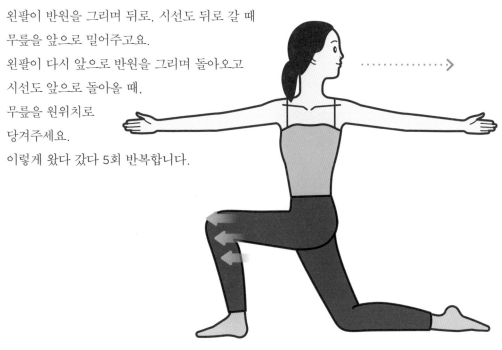

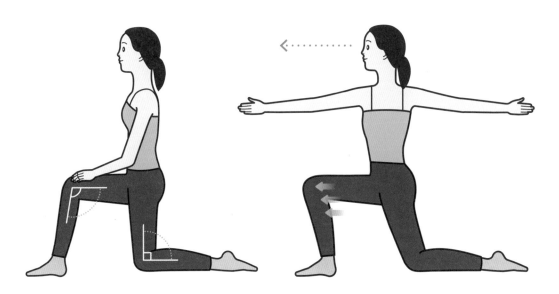

10. 이제는 벽을 왼쪽에 두고 앉습니다. 반대 방향으로 앉으면
되겠지요? 반대쪽인 오른쪽 무릎을 앞으로 내밀고
6~9까지 움직임을 따라 합니다. 5회 반복하세요.

준비물	권장 횟수
벽	5회

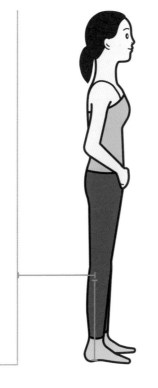

1. 벽을 등지고 섭니다.
벽과의 거리는 내 종아리 길이만큼 두세요.

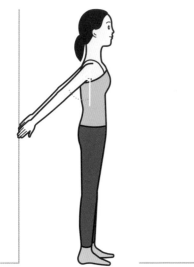
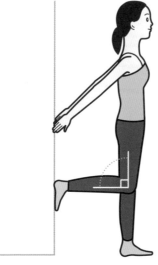

2. 양팔을 등 뒤 45도로 뻗어
양손의 약지와 새끼손가락이
벽에 닿도록 합니다.

3. 오른쪽 무릎을 90도로 굽혀
발바닥이 벽면을 누르도록
합니다.

4. 숨을 들이마시면서 허벅지 앞쪽이 펴지는 느낌으로,
상체는 위로 종아리는 아래로 펴진다고 생각하며 당겨주세요.
몸이 쫙 펴지는 느낌으로요.

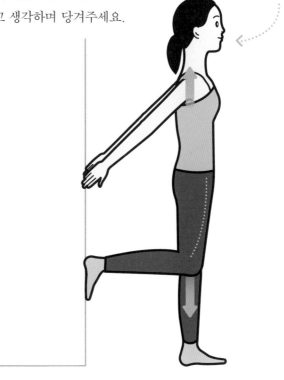

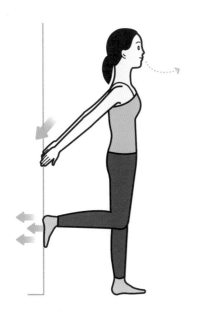

5. 숨을 입으로 후~ 내쉬면서 팔과
오른쪽 발바닥으로 벽면을 밀어줍니다.
4, 5번을 호흡과 함께 5회 반복해요.
반대편도 똑같이 진행합니다.
오른쪽 다리로 서고, 왼쪽 다리로 밀어주는
거예요. 역시 5회 반복합니다.

함께 하면 좋은 운동
이 운동은 뒤에 이어질 운동들의 준비 운동이기도 해요.
이 운동에 익숙해져서 좌우 움직임의 차이가 줄어들었을 즈음, 이어 소개하는 운동을 추가로 해주세요.

상하체와 좌우 균형을 맞추는

자세교정 운동

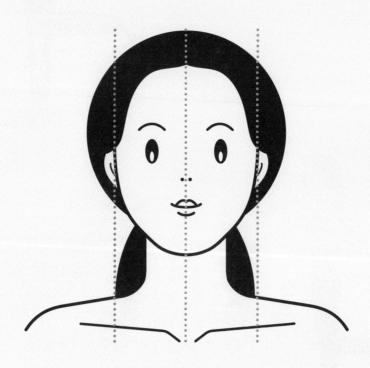

최근 거북목 증상이나 심한 경우 목디스크 증상을 호소하는 분들이 많아졌어요. 어깨가 귀 쪽으로 올라오거나 좌우 어깨 높이가 다른 경우도 흔하고요. 문제는 이런 경추나 어깨의 구조적인 변화가 얼굴에 미치는 영향이 크다는 거예요. 경추와 두개골의 연결, 그리고 목에서 어깨의 연결은 몸 전체의 균형에 영향을 주는 중요한 요소예요. 때문에 얼굴 비대칭뿐만 아니라, 그 자체로 두통이나 근육통 등을 유발해서 삶의 질을 떨어트릴 수 있어 평소 관리해주는 것이 중요해요. 이번 운동은 특히 두개골에서 경추로 연결되는 부위가 균형 잡히도록, 그리고 양어깨 높이를 맞춰 장기적으로 보았을 때 얼굴 근육의 비대칭을 예방할 수 있도록 했습니다.

운동 요약 목 근육과 견갑골 주변부 근육을 이완합니다.
효과 좌우 목 근육의 긴장 상태나 견갑골 주변부 근육 차이로 인한 어깨 높이 차이를 줄여줍니다.

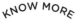
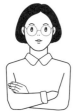

의학적으로는.

두 가지 운동 중 머리와 목이 연결되는 부위 운동은 두개골로 인해 피로가 심한 경추 부위의 목 근육을 일차적으로 이완하는 운동이에요. 그리고 두 번째, '어깨 높이 균형 운동'은 견갑골 위치가 달라져서 이로 인해 어깨 높이가 달라진 경우 그 차이를 서서히 완화할 수 있는 운동입니다.

운동을 시작합니다

준비물	권장 횟수
없음	10회

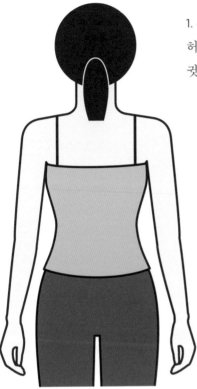

1. 후두에서 경추 연결 부위를 운동해줄 거예요.
허리를 곧게 펴고 앉거나 섭니다. 양손 검지로
귓볼 뒤에 볼록 튀어나온 뼈를 찾아보세요.

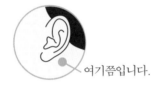

여기쯤입니다.

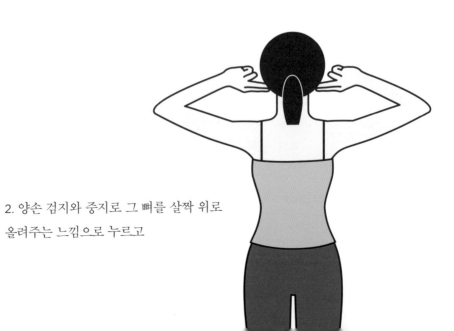

2. 양손 검지와 중지로 그 뼈를 살짝 위로
올려주는 느낌으로 누르고

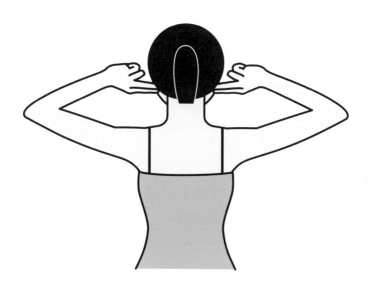

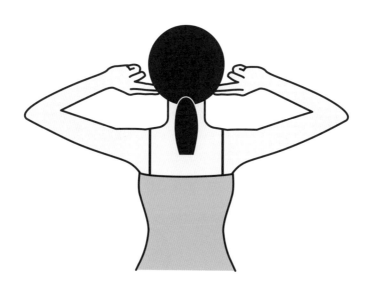

3. 그 자세를 유지한 채
숨을 들이마시면서 고개를 들고,
3초 숨을 내쉬면서
고개를 내리고 3초 머뭅니다.
10회 반복합니다.

운동을 시작합니다

준비물
없음

권장 횟수
양방향 3회

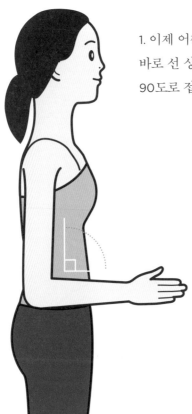

1. 이제 어깨 높이 균형을 잡아볼게요.
바로 선 상태에서 오른팔을 그림처럼
90도로 접습니다.

2. 왼손을 허리 뒤로 돌려서
오른팔 팔꿈치 안쪽을 잡아주세요.

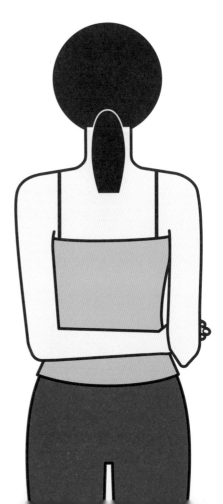

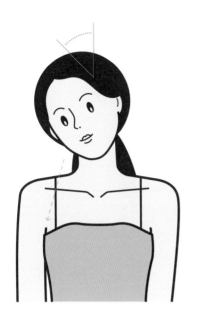

3. 그 상태로 시선을 오른쪽 겨드랑이를
보며 45도 정도로 고개를 내리고,
5초 정지합니다.
그리고 제자리로 돌아오세요.

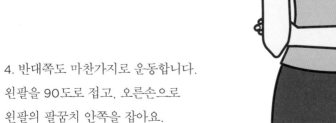

4. 반대쪽도 마찬가지로 운동합니다.
왼팔을 90도로 접고, 오른손으로
왼팔의 팔꿈치 안쪽을 잡아요.

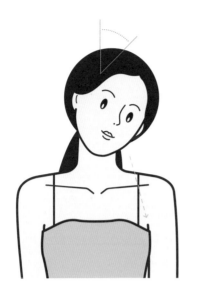

5. 그 상태로 시선을 왼쪽 겨드랑이를 보며
45도 정도로 고개를 내리고, 5초 정지합니다.
그리고 제자리로 돌아오세요.

잠깐! 이때

1. 위 동작이 어렵다면 무리하지 않고
의자에 앉아서 해봅니다.

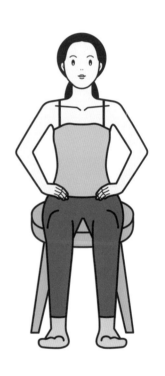

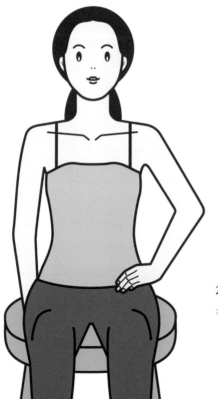

2. 오른손을 오른쪽 엉덩이 아래에
깔고 앉습니다.

3. 그 상태로 시선을 왼쪽 겨드랑이를 보며
45도 정도로 고개를 내리고, 5초 정지합니다.
그리고 제자리로 돌아오세요.

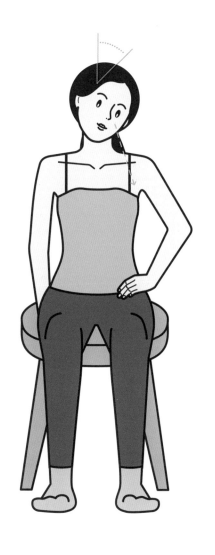

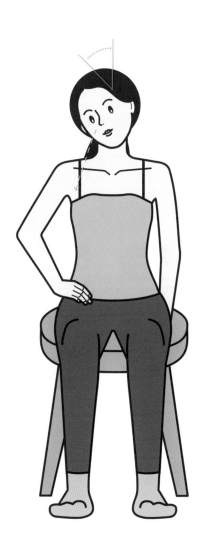

4. 반대쪽도 마찬가지입니다.
왼손을 왼쪽 엉덩이 아래에 깔고 앉습니다.
그 상태로 시선을 오른쪽 겨드랑이를 보며
45도 정도로 고개를 내리고, 5초 정지합니다.
그리고 제자리로 돌아오세요.

틀어진 골반을 바로잡는

골반 운동

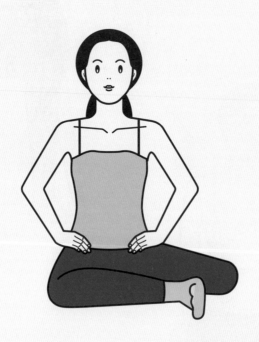

"원장님, 제 골반이 틀어진 것 같아요."

진료 상담을 할 때 이렇게 말씀하시는 환자분이 10명 중 8~9명이 될 정도로 많아요. 골반은 상체와 하체 사이에서 두 부분을 연결하는 상당히 중요한 구조라고 할 수 있는데요. 앉는 자세가 좋지 않거나 다리를 꼬는 등 안 좋은 습관 때문에 틀어집니다. 골반이 틀어지면 그 위에 위치한 척추도 당연히 똑바를 수가 없고, 척추측만이 오면 어깨 높이도 달라지는 등 비대칭이 생기면서 골반 주변 부위에 노폐물들이 잘 배출되지 못해서 부종을 유발하고, 그게 장기적으로 지속되면 지방이 되어서 (우리가 끔찍이도 싫어하는!) 하체비만이 될 수도 있습니다. 골반은 엄청나게 중요한 부위예요.

골반이 틀어지는 걸 예방하거나 완화하기 위해서는 평소에 꾸준히 운동을 해야 해요. 그런데 어느 정도 운동을 해서 교정되었다고 해도 다시 변화가 생길 수 있어요. 안 좋은 습관을 이어가면 골반은 다시 틀어집니다. 때문에 지금 소개하는 골반 운동은 매일 습관처럼 해주는 것이 가장 좋아요.

이 운동은 예방 효과도 있지만, 꾸준히 해주면 교정 효과가 분명히 있어요. 좌우 다리 길이가 차이 날 정도로 골반이 틀어져 있는 분은 물론이고, 골반이 틀어진 증상이 오래되어 하체가 붓고, 다리가 저린 증상이 있는 분께도 추천합니다. 꼭 꾸준히 해주세요.

운동 요약 운동 범위가 적은 쪽(높이가 낮은 쪽) 근육을 위쪽으로 움직이며 운동합니다.

효과 좌우 고관절이 운동하는 범위를 맞춰주어 골반의 틀어짐이나 좌우 높이 차이로 인한 비대칭을 예방합니다.

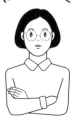

의학적으로는.

다리를 안쪽으로 당기는 모음근들_{adductor m.}과 밖으로 움직이는 벌림근들_{abductor m.}의 균형을 맞추고 허벅지와 좌우 골반 높이의 균형에 영향을 줄 수 있는 운동이에요. 좌우 고관절이 운동하는 범위를 맞춰주어서 틀어진 골반으로 인해 생기는 다른 근육들의 비대칭적인 반응도 함께 조절할 수 있어요.

운동을 시작합니다

준비물
요가 매트

권장 횟수
각 10회

1. 요가 매트 위에서 양다리를 좌우로 벌리고,
손은 앞을 짚습니다.
골반~무릎과, 무릎~발목이
90도를 이루도록 골반 위치를 잡습니다.
그림을 참고해주세요.
이때 발은 안쪽 날이 바닥에 닿도록 해주세요.

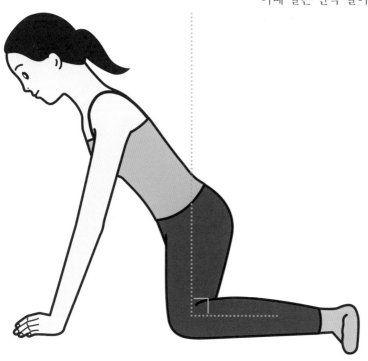

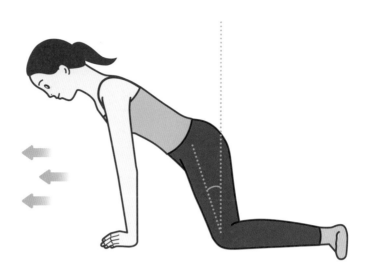

2. 무릎과 종아리, 발은 그대로 고정하고,
팔이 바닥과 90도에 가까워지도록 골반을
앞으로 최대한 밀어줍니다.
10초간 유지하며 심호흡을 합니다.

3. 이번에는 팔과 바닥이 45도 정도를 이루도록
골반을 최대한 뒤로 밀고 10초간 유지하며
심호흡을 합니다. 2, 3번 동작을 앞뒤로
10회 반복해주세요.
이 운동에 익숙해졌다면 다음 동작까지
따라 해봅시다.

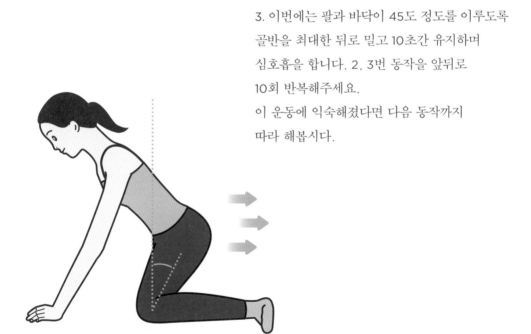

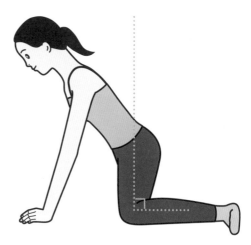

4. 다시 골반을 무릎 선에 맞춥니다.
90도를 유지해주세요.

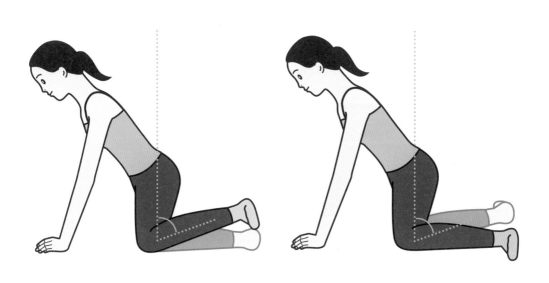

5. 무릎을 바닥에 붙인 채로 한 발씩 들어올렸다가 내립니다. 약 10~20도만 들어올려도
충분해요. 이때 허리나 허벅지에 통증이 오지 않을 만큼, 내가 할 수 있는 만큼만 올려주세요.
오른쪽 10회, 왼쪽 10회 반복합니다.

HOW TO • 2 운동을 시작합니다

준비물
벽, 요가 매트

권장 횟수
각 10회

1. 오른쪽에 벽이 있는 곳에 요가 매트를 깔고 운동을 할 거예요. 손끝에서 팔꿈치까지의 길이만큼 벽과 떨어져서 앉아요. 오른쪽 다리는 ㄱ자로, 왼쪽 다리는 아래 그림처럼 뒤집은 ㄱ자로 만듭니다. 이때 무릎은 90도로 굽혀주세요. 위에서 봤을 때 그림과 같은 자세가 되도록 해보세요. 이때 엉덩이는 최대한 바닥에 붙도록! 만일 이 자세를 잡는 것이 힘들다면 왼쪽 다리는 편하게(둔각으로) 뻗어줍니다.

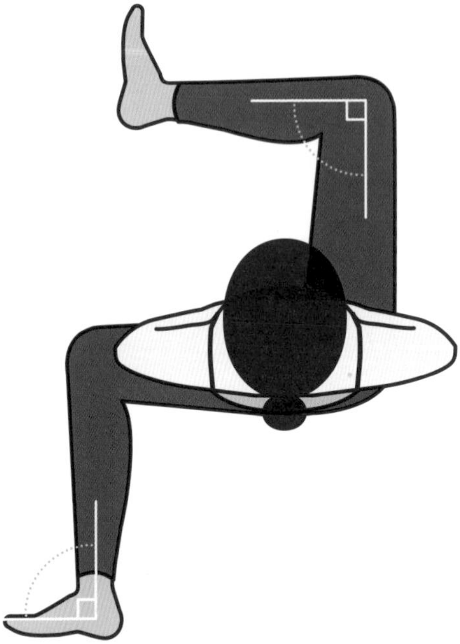

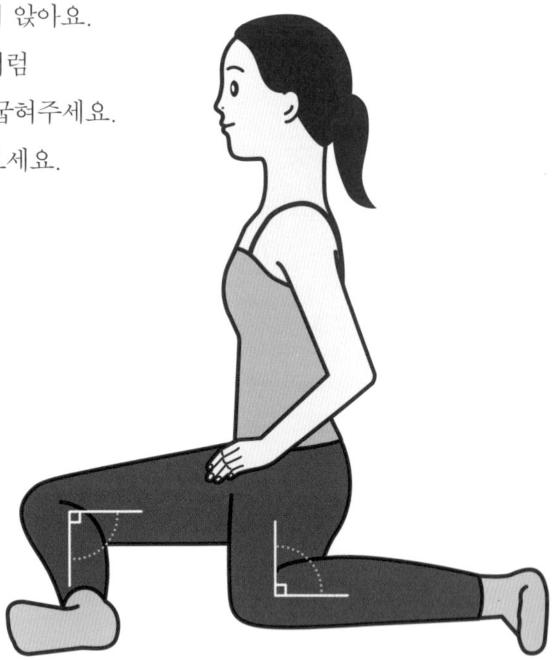

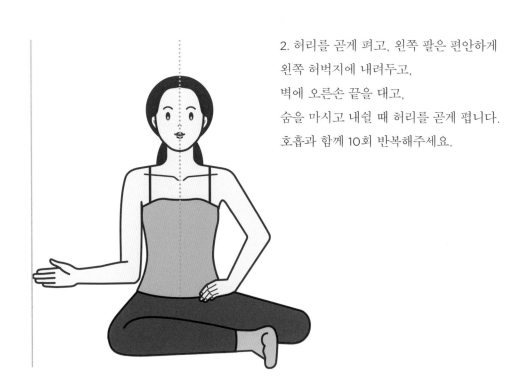

2. 허리를 곧게 펴고, 왼쪽 팔은 편안하게
왼쪽 허벅지에 내려두고,
벽에 오른손 끝을 대고,
숨을 마시고 내쉴 때 허리를 곧게 폅니다.
호흡과 함께 10회 반복해주세요.

3. 오른손은 자연스럽게 내리고
엉덩이를 최대한 바닥에 붙인 채로

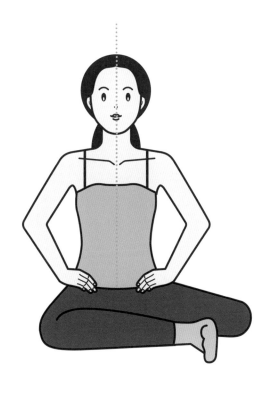

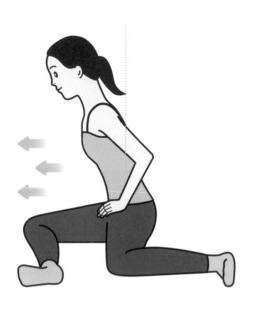

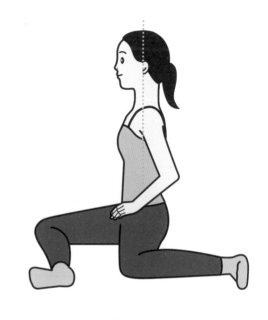

4. 입으로 숨을 내쉬며 상체를 앞으로
15도 정도 천천히 숙입니다.
등이 굽지 않을 각도까지만
내려가는 것이 중요해요.
개인차가 있으니 내 몸의 반응을
보면서 상체가 꼿꼿이 펴질 수 있는
정도만 내려갑니다.

5. 코로 숨을 들이마시면서 상체는
천천히 원위치로 돌아옵니다.
숙이고 올리는 동작을 10회 반복하세요.

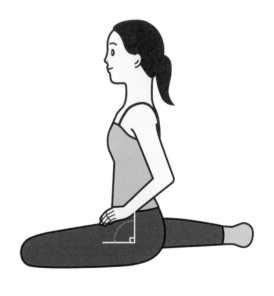

6. 이번엔 벽을 왼쪽에 두고, 마찬가지로
왼손 끝에서 팔꿈치까지 길이만큼 떨어진
지점에 앉습니다. 왼쪽 다리를 앞으로,
오른쪽 다리는 뒤쪽으로 보냅니다.
무릎은 90도로 굽혀요.

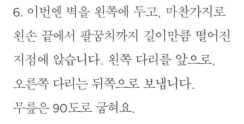

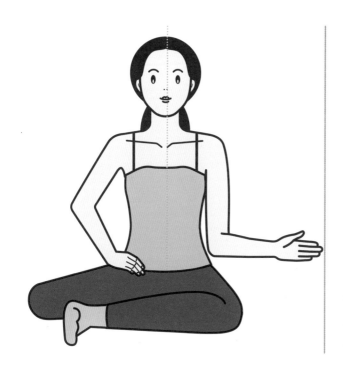

7. 숨을 마시고 내쉴 때 허리를
곧게 폅니다. 호흡과 함께
10회 반복!

8. 등이 굽지 않을 각도까지, 내려갈 수 있을
만큼만 내려갔다가 돌아옵니다. 10회 반복!

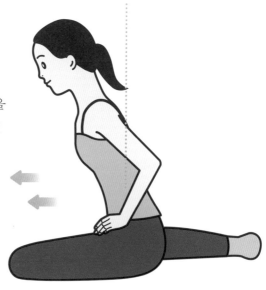

잠깐! 이때
생리통이 심하거나, 하체 부종이 있고, 다리 저림 증상이 있다면 반드시 매일 챙겨주세요.

chapter 7.
after-effect

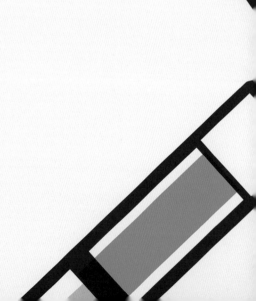

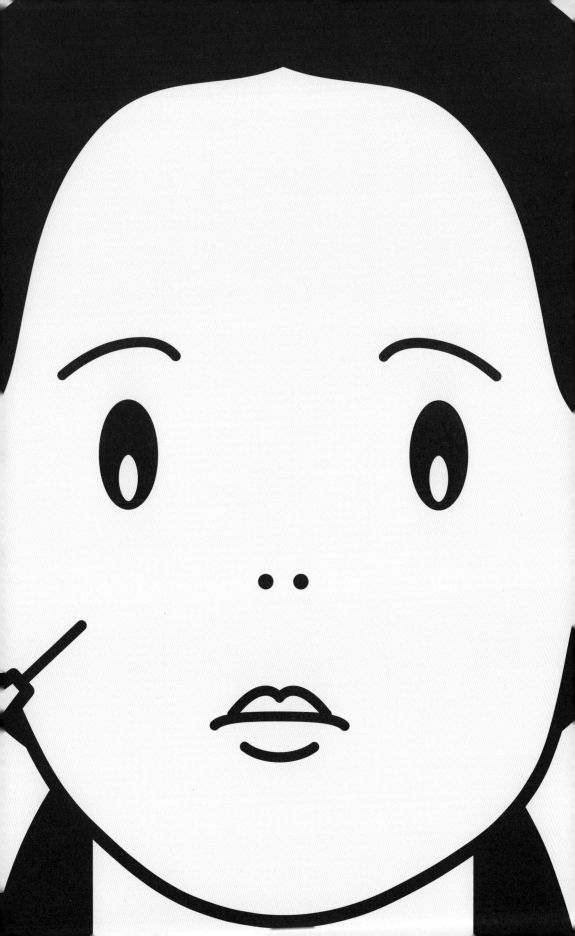

안면신경마비

후유증
after-effect

'구안와사'라는 말은 한 번쯤 들어봤을 거예요. 흔히 구안와사라 부르는 '안면신경마비'는 원인에 따라 분류할 수 있는데요. 여기서는 '특발성 안면신경마비'만 이야기하려고 해요. 중추신경의 문제와 상관없이 바이러스 감염으로 인한 안면신경마비로, 20~40대 환자가 겪는 안면신경마비의 대부분이 이 경우거든요. 명확한 원인을 특정하지 못하고, 다만 바이러스에 의해 발생한다고 파악하는 '특발성 안면신경마비'는 건강보험공단의 통계에 따르면 매년 환자 수가 늘고 있어요. 보통 안면신경마비는 치료를 마쳐도 다양한 후유증이 얼굴에 남아요. 처음 발생했을 때 최대한 빨리 의료기관을 찾아야 합니다. 영상의학적 진단을 포함해 중추성, 말초성 진단을 받아 원인을 확인하고 치료를 진행하는 것이 후유증을 최소화하는 방법이에요. 저희가 다루는 안면신경마비 후유증은 '말초성'의 경우입니다. 급성기 치료만 끝나면 환자 대부분이 특별한 처치를 하지 않는 경향이 있는데요. 치료를 받아도 미세하게 (경우에 따라선 명료하게) 얼굴 근육의 운동성이 예전보다 많이 떨어지고, 그로 인해 얼굴 비대칭이 남기도 해요. 제가 치료하는 환자분들은 완치되어 다른 증상은 없지만 비대칭이 남았거나, 얼굴 근육이 뭉치고 예전처럼 움직여지지 않는 경우가 많았어요. 안면신경마비는 그 치료 과정에서 환자들이 극심한 스트레스를 경험할 수밖에 없습니다. 그리고 무엇보다 그 후유증이 '얼굴'에 남는 경우 사람을 만나는 데 신경 쓰게 되거나 우울감을 느낄 수 있어서, 후유증 개선에 관심을 갖게 되었어요.

안면신경마비 치료를 받으며 하는 운동들은 많이 찾아볼 수 있어요. 이 책에는 치료를 완료한 후 남은 근육의 미세한 운동능력 저하, 비대칭 등을 관리하기 위해 평소에 할 수 있는 '재활운동'들을 담았습니다. 나이가 많을수록 근육 반응이 느리기 때문에 후유증의 회복 정도나 속도가 20~40대와는 차이가 있어요. 하지만 제가 진료해온 분들을 지켜본 결과 인내심을 가지고 꾸준히 하면 만족할 만한 결과가 나왔습니다. 그래도 정상적인 근육 운동과는 다르기에, 장기적인 계획과 목표를 가지고 꾸준히 해보시면 좋겠습니다.

목, 쇄골, 귀 주변

안면신경마비 후유증
완화 준비 운동

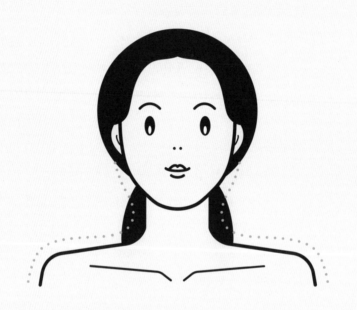

얼굴 근육은 두피, 목, 어깨 근육들과 밀접하게 연결되어 있어요. 때문에 얼굴 근육의 운동 기능을 향상시키고 비대칭을 해결하기 위해서는 주변부 근육을 이완해주는 것이 중요합니다.

특히 안면신경마비 후유증 환자의 경우 마비가 오지 않은 쪽과 마비가 온 쪽의 근육 상태가 다른데요. 얼굴뿐만 아니라 마비가 온 쪽의 얼굴과 연결되는 두피, 목, 어깨 근육은 정상 쪽보다 훨씬 더 많이 굳고, 순환이 잘 되지 않는 편이에요. 이 부위들의 상태를 개선하지 않은 채 얼굴 치료나 운동만 하는 것은 큰 효과를 볼 수 없어요. 때문에 본격적으로 얼굴 운동을 하기 전에 주변부 근육을 충분히 이완하는 것이 중요합니다. 목과 쇄골을 이완해주는 운동과, 귀 주변을 이완해주는 운동을 소개할게요.

운동 요약 목, 쇄골, 어깨 부위와 귀 주변부 근육을 손바닥으로 이완합니다.

효과 얼굴 근육의 긴장에 영향을 주는 부위 근육을 우선 이완함으로써 본격적인 운동을 준비합니다.

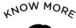

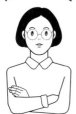

의학적으로는.

안면신경마비는 7번 뇌신경인 안면신경의 바이러스 감염으로 발생하는 얼굴 근육의 마비와 그 외 주변부의 통증이나 이상 감각 증상을 말해요. 최근 20~40대 젊은 여성층에서 환자군이 늘고 재발하는 경우도 있어서, 급성기 치료가 끝났다고 해도 지속적으로 얼굴 근육 관리가 필요해요. 많은 연구에서 안면신경마비를 겪은 환자들이 사회적 활동을 기피하거나 우울 증세를 보이는 등 얼굴 변화로 인한 정신적인 증상도 호소하고 있어, 최대한 얼굴의 변화를 줄이고 얼굴 근육의 운동 기능을 정상화할 수 있도록 꾸준히 관심을 가지면 삶의 질을 개선하는 데에도 도움이 됩니다.

준비물
쇄골이 드러나는 옷

권장 횟수
각 10회

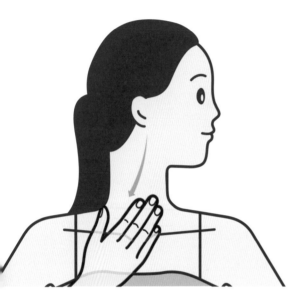

1. 목 근육과 어깨 근육을 이완해볼게요.
베개 없이 침대에 편하게 눕습니다.
왼쪽으로 고개를 완전히 돌린 후
귀 뒤부터 쇄골 앞까지 연결된 근육이
늘어나도록 합니다. 그 근육을 두 손
손바닥으로 번갈아가며 총 10회
쓸어내립니다.

2. 이번엔 어깨 라인 중심에서 쇄골 방향으로
총 10회 쓸어내려줍니다.

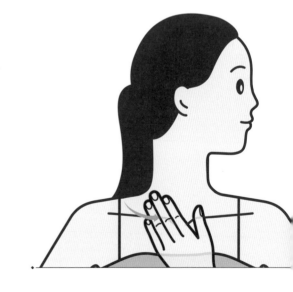

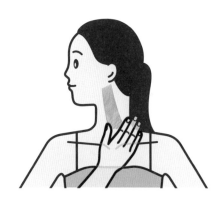

3. 반대편도 같은 방법으로 이완해줍니다.
고개를 반대쪽(왼쪽)으로 완전히 돌린 후
귀 뒤부터 쇄골 앞까지, 어깨라인 중심부터
쇄골까지 각 10회씩 쓸어내립니다.
좌우 각각 3회 반복해주세요.

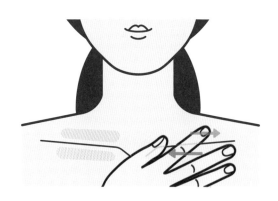

4. 이제 쇄골 주변부 근육을 이완해볼게요.
오른손 검지와 중지로 왼쪽 쇄골의
위(검지로), 아래(중지로)를 수평으로
왔다 갔다 하며 총 10회 문지릅니다.
반대편도 마찬가지로 이완합니다.
왼손 검지와 중지를 이용해서
오른쪽 쇄골 위(검지로), 아래(중지로)를
수평으로 왔다 갔다 하며 총 10회 문지릅니다.

운동을 시작합니다

준비물
없음

권장 횟수
각 10회

1. 귀 아래쪽을 이완해줄 거예요.
편안하게 앉아서 양쪽 귀 뒤의 볼록
튀어나온 뼈(유양돌기) 아래 움푹 들어간
부분을 찾아봅니다. 엄지로 그 부위에 원을
그리듯 5회 문지른 후 반대 방향도
원을 그리면서 또 5회 문지릅니다.

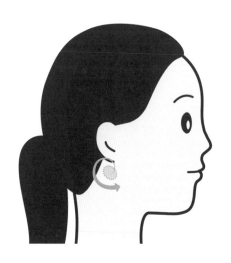

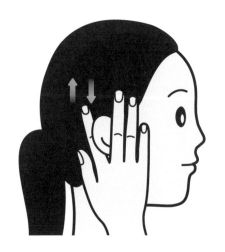

2. 이번엔 검지와 중지 사이에 귀가 놓이도록
(손바닥이 얼굴에 닿도록) 양손을 준비합니다.
귀 주변 두피 근육을 이완해주려고 해요.

3. 손가락을 편 채 손을 위아래로
10회 문지릅니다.

함께 하면 좋은 운동
필수적인 것은 아니지만. 목이나 어깨 근육에 찜질팩 등으로 부드럽게 2~3분 정도 찜질해준 후 운동을
하면 이완 효과가 배가됩니다. 너무 뜨거운 찜질은 오히려 자극을 줄 수 있으니 기분 좋을 정도의 온도로
맞춰주세요.

얼굴 근육

안면신경마비 후유증
완화 운동

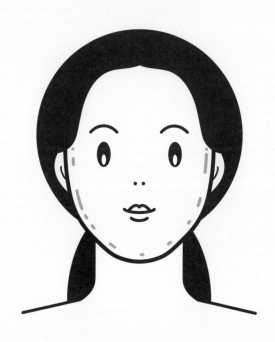

준비운동을 마쳤으니 이제 본격적으로 얼굴 근육 이완 운동을 해봅시다. 앞에서 안면신경마비 치료 중에 하는 운동은 많이 있다고 말씀드렸는데요. 후유증 시기에 초점을 맞춘 운동법은 추천해드리려고 해도 찾기가 어렵더라고요. 치료 후에는 얼굴 상태나 근육 반응이 급성기 때와 달라서 운동법도 달라져야 하거든요. 제가 후유증 시기의 환자분들에게서 가장 많이 보았던 불편함들을 개선할 수 있는 운동 세 가지를 소개해드릴게요. 특별히 더 불편하고 저항감이 느껴지는 부분이 있다면 그쪽은 운동을 더 해주세요.

운동 요약 손과 손바닥으로 얼굴 부위별 근육을 이완합니다.
효과 안면신경마비 후유증에서 가장 많이 발견되는 눈과 눈썹 부위 긴장, 입술 주변부 비대칭을 완화합니다.

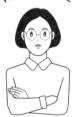

의학적으로는.

치료를 마치고, 후유증 단계의 운동을 언제 시작해도 되는지 어떻게 알 수 있을까요? 우선 안면신경마비 급성기에 있었던 얼굴 통증이나 얼굴 일부분의 감각 이상이 사라지고 급성기에 치료를 해주던 주치의가 "이제 치료를 종료하고 재발을 방지하기 위한 내원만 하면 됩니다"라고 진단해주는 그 시점이 가장 확실한 기준이 될 거예요. 급성기에는 스스로 하는 운동도 중요하지만, 바이러스를 치료하는 약을 먹는다든가 근육의 반응을 정상화하기 위한 침과 약침 치료 등이 중요하거든요. 주치의에게서 급성기 치료가 완료되었다는 진단을 받으면 꼭 후유증 완화 운동을 챙겨야 합니다.

운동을 시작합니다

준비물	권장 횟수
거울	각 10회

1. 눈썹과 눈꺼풀 부위를 이완할 거예요. 마비가 왔던 쪽 눈썹은
보통 눈썹주름근이 많이 경직되어 있고, 눈꺼풀의 움직임이
자연스럽지 않아요. 운동할 때 이완 효과를 위해 호흡도 꼭
챙겨주세요. 눈을 감고 ❷, ❸, ❹, ❺번째 손가락을 눈썹 위에
살짝 얹은 후 이마 쪽으로 아주 아주 약간만 밀어 올립니다.
이때 이마에 주름이 지면 노노!
주름이 생기지 않을 정도로만 올려주세요.

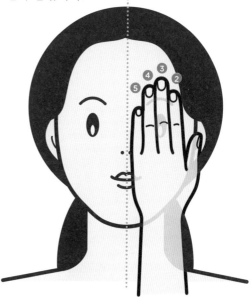

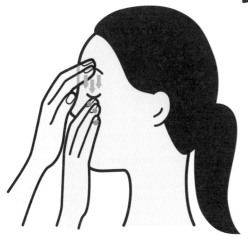

2. 1번을 유지한 상태에서 코로 숨을 마시고,
입으로 허~ 내쉬면서 반대편 손바닥
끝부분으로 눈꺼풀을 아래 방향으로
쓸어내립니다. 한쪽 손은 고정해주고
한쪽 손은 쓸어내리는 거예요.
눈을 감은 상태에서 시선은
아래를 본다고 상상합니다.
10회 반복해주세요.

3. 이번엔 아래 눈꺼풀, 관자놀이 부위를
이완할 거예요. 양손 검지를 눈 아래 중앙에
위아래로 놓습니다.

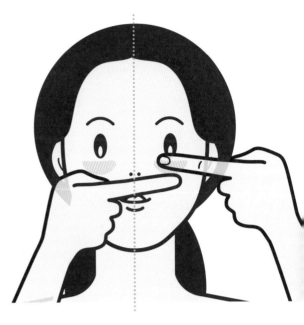

4. 눈 아래를 펴주는 느낌으로 양 검지를 서로
엇갈리게 움직여줍니다. 이때 피부가 밀리며
주름이 생기지 않을 정도의 부드러운 느낌으로
움직여야 해요. 10회 반복합니다.

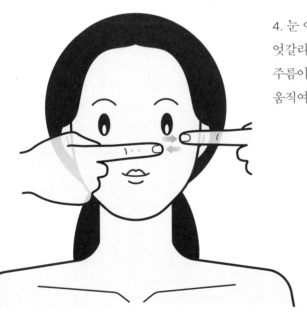

5. 이번엔 관자놀이 부위 위아래로
양 손바닥을 둡니다.

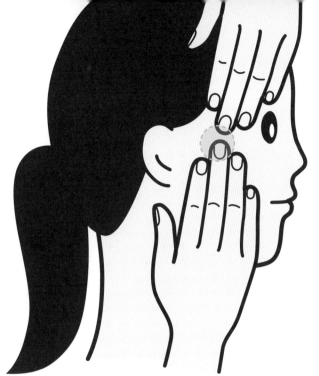

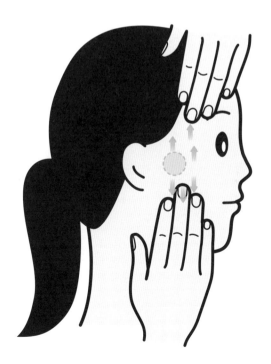

6. 위쪽 손은 두피 쪽으로, 아래쪽 손은
턱 쪽으로 아주 부드럽게 움직입니다.
관자놀이 부위를 늘이는 느낌이 들면
잘하고 있는 거예요. 10회 반복합니다.
반대쪽도 같은 방법으로 10회 반복해요.

chapter 7. after-effect

운동을 시작합니다

준비물	권장 횟수
거울	10회

1. 안면신경마비 후유증으로 인중이 한쪽으로
치우치는 경우가 있어요. 인중 라인을 맞추면서
주변 볼 근육이 뭉친 걸 풀어줍니다.

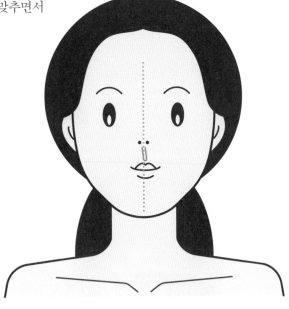

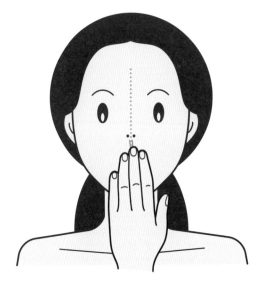

2. 치우친 인중을 얼굴 중앙선에 맞도록
손가락으로 살짝 눌러줍니다.

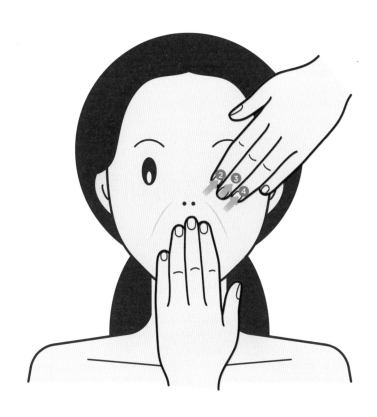

3. 반대쪽 손으로 인중이 치우쳤던 쪽의 팔자주름 위에
②, ③, ④번째 손가락을 얹고 눈꼬리 방향, 그러니까
사선 45도 방향 위로 늘려주세요. 인중에서 팔자주름을
멀어지게 한다고 생각하면 좋아요. 10회 반복합니다.

함께 하면 좋은 운동

이 운동들은 먼저 소개한 준비 운동, 얼굴 주변부 근육을 이완하는 운동을 한 후 긴장도가 낮아진
상태에서 해야 합니다. 그렇지 않으면 오히려 얼굴 근육에 부담을 줄 수 있어요. 꼭 순서대로 해주세요.

성형/시술로 인한 후유증에 대하여

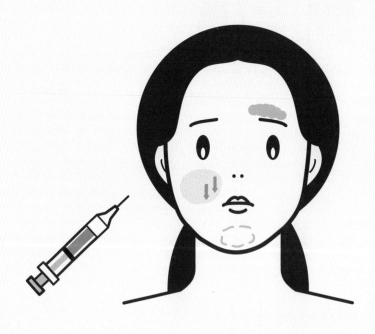

얼굴에 관한 진료를 하면서 원칙으로 지키는 것들이 있습니다. 제가 생각하기에 가능한 변화가 100 정도라면, 60~70 정도만 가능하다고 환자분들께 말씀드리는 것, 그리고 '이 정도의 변화를 위해서 군이 치료를 받으셔야 하나?'라는 생각이 들면 조금 가혹하지만 "어렵습니다"라고 말씀드리는 거예요.

그런 저의 원칙을 내려놓게 하는 분들도 가끔은 있었어요. 한번은 지방주입시술로 인해 얼굴 비대칭이 심하게 왔는데, 3~4년간 온갖 방법을 다 써보았는데도 해결되지 않아 스트레스를 받다가 저를 찾아온 분이 있었어요. 원칙대로 "어렵습니다. 제가 도움드리기 어려울 것 같습니다"라고 했는데, 결과는 보장되지 않아도 좋으니 한 번만 제 방식대로 치료해달라고 하셔서, 정말 보장할 수 없다는 말씀을 드리고 시작했던 적이 있어요. 이런 분야 치료에서 환자분에게 너무 큰 희망을 주어 치료로 유도하는 것만큼 나쁜 행동은 없다고 생각해서였어요. 시술로 인한 비대칭이 생긴 분들에게 조금 더 냉정히 예후를 말씀드리는 이유는, 일반적인 비대칭보다 훨씬 치료하기가 어렵고, 얼굴의 반응이 저의 예측 가능한 범주에 없는 경우가 많기 때문이에요. 오해를 사고 싶지는 않아서 분명히 말씀드릴게요. 한국은 전 세계에서 가장 좋은 테크닉을 가진 성형외과 전문의와 각종 시술을 하는 의료진이 많은 나라예요. 그리고 제가 아는 분들 가운데도 환자에게 최소한의 시술만을 권하고, 과도한 방식의 진료는 하지 않는 능력이 뛰어난 선생님들이 많습니다.

다만, 저에게 시술, 수술 부작용으로 인한 비대칭 환자분들이 그렇게 많이 온다는 건, 일반 의료소비자로서 그런 좋은 선생님들을 분간하기가 쉽지 않고, 너무나 많은 광고로 본인에게 필요 없는 시술까지 하게 하는 구조 때문이 아닐까 생각해요. 마음에 들지 않는 시술 결과로 재시술을 거듭하다가 더는 손쓸 수 없는 상황까지 이르러서 저에게 온 분들이 종종 있었어요. 그럴 때 뭔가 도움을 드릴 수 없다는 답답함이 저를 오래도록 괴롭혔지요. 그래서 생각했어요. 이런 일이 반복되지 않게 하는 데 정말 조금이라도 기여하는 일을 해야겠다고요.

그건, 단지 제 병원에서 후유증 없는 치료를 한다는 소극적인 방법을 넘어서는 행동이 필요한 일이었어요.

그동안 느꼈던 답답함의 응어리만큼이나 전하고 싶은 말이 많지만 사실 이 부분은 상당히 조심스러운 이야기예요. 왜냐하면 미용시술을 받는 분들이 모두 다 부작용을 겪는 건 아니고, 또 시술하는 선생님 중에 끊임없이 연구하면서 우리나라 미용의료의 우수함을 해외에 알리고, 환자에게 충분한 정보와 예후를 알려주면서 최소한으로 필요한 시술만 하는 멋진 분들도 많이 있기 때문이에요. 그런데 그런 분들을 우리가 쉽게 알 수가 없다는 게 가장 큰 문제겠지요. 또, 주변의 친구가 좋은 시술 결과를 얻었다고 해서 나 또한 그런다는 법이 없다는 걸 이해하고 인식하는 게 필요할 거 같아요. 우리 몸은 같은 x값을 넣으면 같은 y값이 나오는 방정식처럼 반응하지 않거든요.

사실, 꼭 필요한 경우에 미용시술을 선택하는 것은 의료소비자 개개인의 몫이에요. 다만 저는 의료진의 몫은 의료진에게, 우리 자신의 몫은 우리에게 돌리자는 이야기를 드리고 싶었어요. 내가 내 몸과 내 얼굴에 애정과 관심을 쏟지 않으면서, 타인이 그렇게 해주기를 기대하는 것은 비현실적인 바람이라고 생각해요. 그리고 스스로를 인정하고 만족한다면, 불특정 다수를 대상으로 하는 홍보 문구에 마음을 뺏기지는 말자고요! 정말 나를 위해서 필요한 것인지 제대로 판단하기 위해서, 평소 나에게 애정을 가지고 관심과 시간을 쏟는 것이 필요하지 않겠어요? 내가 나를 모르는데, 다른 사람이 나를 더 잘 알 수는 없는 일이니까요.

울퉁불퉁한 얼굴

얼굴에 살이 없거나, 움푹 팬 곳이 신경 쓰여서 지방 이식이나 필러 시술을 한 경우 주입한 내용물이 얼굴 조직에 최대한 자연스럽게 생착되도록 하는 것이 중요해요. 그렇지 못하면 다양한 문제가 생기게 됩니다. 자가 지방 이식의 경우 본인의 지방을 뽑아서 얼굴을 주입하는 방식인데, 주입하는 지방의 대략 30% 정도만 생착되고 나머지는 흡수되지 않아요. 그래서 과도한 볼륨을 목적으로 무리하게 지방을 주입하면 일부분은 자연스럽게 자리잡지 못하고 울퉁불퉁하게 남아서 얼굴 라인을 해칩니다. 필러가 자연스럽게 흡수되지 못하고 조직과 별개로 이질적으로 남아서 얼굴에 울퉁불퉁하게 잡히는 부분들이 생겨 스트레스를 받는 분들도 많이 만났고요. 보통 이런 부작용이 생기면, 시술한 곳에서 지방을 다시 녹이거나 필러를 녹이는 시술을 시도하는데, 시술 전과 같은 상태로 완벽하게 제거할 수 없을 뿐 아니라 녹이는 시술을 하는 과정에서 또 다른 염증 등 2차적인 부작용이 발생하는 경우도 있다고 해요.

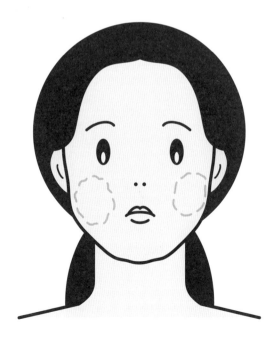

얼굴 처짐, 그리고 그로 인한 변화

과도한 양의 지방이나 필러를 주입한 경우 흡수되지 않은 부분이 남아 울퉁불퉁한 얼굴 라인을 만들 수 있을 뿐만 아니라, 그로 인해 얼굴 혈관이 눌리거나 얼굴 순환이 저하되기도 하고, 원래 내 얼굴 근육 외에 새로운 부피와 무게로 중력이 작용해서 처지는 현상도 생겨요. 우리 얼굴은 가만히 있어도 해마다 중력의 영향을 더욱더 받게 되잖아요.

부위별로 보자면, 이마에 주입된 내용물이 흘러내리면 눈을 뜨는 힘에 영향을 주어서 눈 뜨기가 힘들고, 볼 부위에 주입된 것들이 얼굴 처짐으로 이어지면 팔자주름을 더 짙게 만드는 원인이 됩니다. 턱 끝에 주입한 경우 모양이 아래로 더 치우치게 되면서 얼굴이 길어 보일 수도 있습니다. 무엇보다, 복근이나 둔근도 나이가 들면서 근육의 기능이 떨어지는 것처럼 얼굴 근육도 노화로 인해 탄력이 떨어지는 과정을 밟게 되는데, 이런 외부 요인이 더해지면 어떻게 될지 우리 좀 생각해봐야 하지 않을까요.

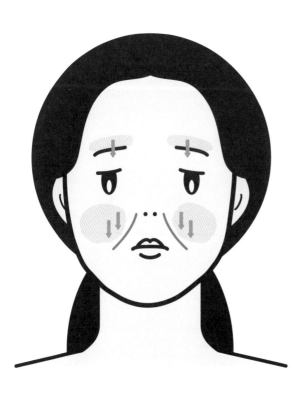

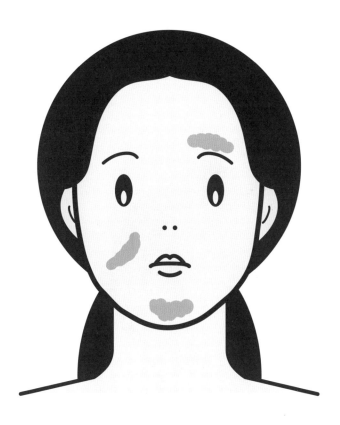

석회화

얼굴에 잘 흡수되지 않아서 울퉁불퉁한 얼굴 라인을 만든 경우, 주입
된 내용물을 녹이는 여러가지 후처치들이 있다고 앞에서 언급했는데
요. 이게 오래되어 딱딱하게 굳는 경우도 (정말 드물지만) 있다고 해
요. 이렇게 '석회화'된 경우 이미 '녹이는' 방식으로 대응하는 건 어려
워서 절개하여 외과적인 수술로 제거하는 방법뿐이라고 하니, 이건
좀 심각한 경우라고 해야겠지요.

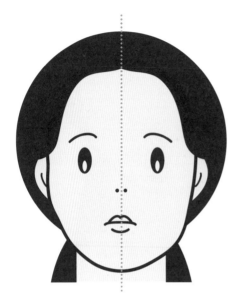

얼굴 크기 비대칭

양쪽 근육에 같은 용량의 보톡스를 맞아도, 들어간 깊이나 근육의 반응 차이 등으로 인해 그 결과가 완전히 같지 않은 경우들이 생겨요. 물론 대부분 추가 시술로 거의 비슷한 사이즈로 줄일 수 있겠지만, 나 스스로 느끼는 차이까지 미세하게 조절해서 시술하는 것은 쉽지 않은 일 같아요.

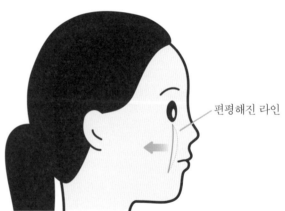

편평해진 라인

납작한(입체적이지 않은) 얼굴 라인

저는 광대 부위에 보톡스를 맞은 분들을 볼 때 '얼굴이 작아져서 예뻐 보인다'는 느낌을 받기 어려웠어요. 어떤 한 부위의 근육을 마비시켜서 사이즈를 줄이는 것만으로 예뻐질 수 없는 이유는 우리 얼굴은 여러 부위가 '어떻게' 연결되고 있는가가 중요하기 때문일 거예요. 그 사람의 얼굴의 균형이 무너지게 되면 근육만 작아진다고 해서 만족할 만한 결과가 나오지 않는 것이죠.

사각턱 보톡스 시술 후 입술 비대칭

턱 사이즈를 줄이는 사각턱 보톡스는 깨물근에 시술하게 되는데, 이 사각턱 보톡스 시술 후 입술 비대칭이 생긴 환자분들을 정말 많이 만났어요. 실제로 제가 치료하는 많은 입술 비대칭 환자 대다수가 사각턱 보톡스의 경험이 있는 분들이에요. 깨물근 앞쪽에는 우리의 입꼬리를 올리는 근육인 입꼬리당김근이 있는데 (우리의 몸은 플라스틱이 아니기 때문에) 깨물근에 보톡스 시술을 하면 주변부 근육인 입꼬리당김근까지 영향을 줄 수도 있어요. 이 경우 '썩소'라고 말하는 입꼬리 비대칭이 생기는데, 시간이 지나면서 조금씩 그 정도가 나아지긴 하지만, 자연적으로 시술 전과 같이 완전히 대칭이 되는 경우는 많지 않아요.

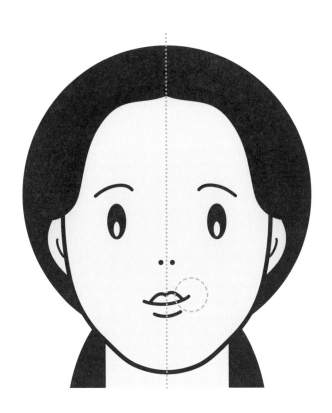

사각턱 보톡스 시술 후 옆 볼 꺼짐으로 광대와 턱의 차이 극대화

입술 비대칭과 유사한 방식의 부작용인데, 주변 근육에 영향을 주어서 광대뼈 바로 아래 부위인 옆 볼 부분이 납작해지는 경우가 생기기도 해요. 이러면 광대가 좀 더 두드러져 보이게 되고, 볼이 꺼지고 턱 근육도 납작해져서 약간 역삼각형의 얼굴형으로 보이기 쉬워요. 앞서 말씀드렸지만, 우리 얼굴은 각 부위가 얼마나 자연스럽고 부드럽게 이어지는지가 '예뻐 보이는' 핵심이어서 이런 경우 정말 우리가 원하는 방향이 아닌 얼굴이 되어버려요.

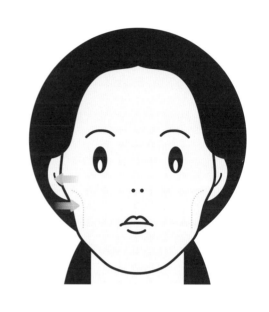

미간 보톡스 후 안검하수

인상 쓰는 것처럼 보이는 미간 주름을 완화하려고 맞는 미간 보톡스 후, 눈을 뜰 때 '무겁다'고 느끼거나 실제로 안검하수라고 진단할 수 있을 만큼의 변화가 오는 경우가 있어요. 눈썹주름근이 미간 주변에 있는데, 미간에 주입된 보톡스의 영향으로 눈을 뜨는 근육 운동에 문제가 생기기 때문이지요. 눈을 뜨는 데 작용하는 근육들도 나이가 들면서 점차 그 기능이 떨어져서, 눈 뜰 때 힘이 부족해지는 것을 느낄 수 있는데, 그 근육들의 기능에 이런 '조기 타격'을 주면 그 변화가 훨씬 앞당겨지겠지요.

이렇게 부작용을 겪는 분들을 실제로 진료실에서 만나면, '어떻게 도와드려야 할지'를 고민하거나 '도와드릴 부분이 없으니, 이러이러한 방식으로 해결하시는 것이 좋겠어요'라고 말을 꺼내는 것만 어려운 게 아니라, 정말 말 그대로 마음이 아파요. 그런 환자분들이 늘어날수록 진료 후 혼자 병원에 남아 '그분이 이런 일들을 겪게 된 이유가 뭘까' 생각하는 시간도 늘어났어요. 그리고 제가 도움을 드릴 수 있는 경우든 도움을 드릴 수 없는 경우든, 그런 일을 줄이는 방법이 있다면 어떻게든 힘을 보태고 싶다는 생각을 많이 했어요. 이 책을 쓰게 된 여러 가지 이유 중 하나이기도 해요.

제가 부작용을 겪는 환자분들께 꼭 드리는 질문이 있어요. 처음에 그 시술을 결정한 계기가 무엇인지요. 대답은 다양했어요. 주변의 친구들이 다들 맞는데 보니 예뻐진 것 같아서, 어릴 때부터 사각턱이 콤플렉스여서, 30대가 되었는데 급격히 얼굴이 달라지는 것 같아 속상해서, 무심코 시술에 관한 영상 하나를 봤는데 그날부터 지속적으로 시술 영상 추천이 떴고, 6개월쯤 보니 정말 나에게 필요한 것 같이 느껴져서 등등.

저는 시술 자체에 부정적인 생각을 가지고 있는 건 아니에요. 다시 말씀드리지만, 뛰어난 미용의료 수준을 가진 의료진이 한국만큼 많은 곳도 세계에 드물다고 생각해요. 현명하게 판단하고 무리하지 않는 범위 내에서 선택한다면, 부작용을 경험하는 일은 정말 적을 거예요. 다만, 결정하기 전에 꼭 생각해보길 당부드리고 싶은 것들이 있어요. 하나는 '정말 나에게 필요한 것인가'예요. 정말 내 얼굴에 그런 시술이 필요할 만큼 나 스스로에게 만족할 수 없는지, 정말 얼굴의 형태와 관련된 문제로 나는 이 시술을 하고 싶다고 생각하는 것인지, 나의 결정에 영향을 주는 다른 요소들은 없었는지 말이에요. 내가 보는 나에 대해 생각할 시간을 좀 더 가져보는 건 어떨까요?

또 하나는 '어떤 결과까지 내가 수용할 수 있는지' 객관적인 정보를 모아 깊이 생각해보는 거예요. 사람마다 성격이 다르듯이, 부작용이 발생했을 때 받는 정신적 타격도 다를 수 있어요. 저의 경우 0.00001%의 확률이라도 나에게 부작용이 발생할 수 있다면 굳이 그 위험을 얼굴에 강행하지 않겠다는 가치관을 가지고 있어요. 내가 시술의 부작용을 겪게 된다면 나는 잘 대처할 수 있을지를 생각해보는 것이 필요해요. 그 부작용이 어떤 내용인지, 어떤 범위까지 일어날 수 있는지에 대해 자세히 알고 난 뒤, 그걸 받아들일 준비가 되어 있다면 결정해도 좋다고 생각해요.

마지막으로, 제가 특히 강조하고 싶은 것은 '나의 주치의'를 가져야 한다는 거예요. 수년간 나를 진료하여 나의 히스토리를 다 알고, 내 성격이나 경향, 혹은 취향도 잘 알고 있는 선생님과 상담한다면 아마 필요하지 않은 미용시술을 덥석 하게 되는 일은 없을 거라고 생각해요. 물론 선생님에 대해서도 마찬가지예요. 그분과 오랜 시간을 두고 대화를 해왔고, 평소에 과잉진료를 권하지 않는 분이라는 확신이 있고, 내가 원하는 것에 대해 알고 있는, 내가 믿고 주기적으로 도움을 받을 수 있는 선생님이 있다면, 부작용을 겪을 위험은 줄어들 거예요.

나의 마음을 들여다보세요. 빨리 바뀌고 싶고, 내 얼굴에 불만이 가득한 마음일 때는 '저런 부작용은 나한테는 절대 안 생길 거야'라고 판단해버리기 쉬워요. 부작용에 대한 정보를 충분히 들어도 그냥 마음에서 지워버리는 거죠. 하지만 어떤 사람에게도 부작용이 '자 이제 당신에게 생길 거예요' 하면서 예고하고 오지는 않아요. 거듭 말씀드리지만, 주변 사람들이 그 시술을 해서 부작용 없이 좋은 결과를 얻었다 해도 내 얼굴과 내 근육과 내 몸의 반응은 다를 수 있다는 것을 꼭 염두에 두었으면 좋겠어요.

다른 사람이 보는 '나' 보다 내가 직접 느끼는 '나' 에게
더 가까이 가는 여정이 되기를.

Be yourself. Everyone else is already taken.
Oscar Wilde

Thanks to.

진짜 나를 찾는 긴 여정을 지켜봐준

사랑하는 나의 어머니에게

Editor's letter

얼굴의 근육들을 사용하는 작은 습관들이 쌓이고 쌓여 지금의 내 모습, 내 표정을 만들었다니, 깜짝 놀랐습니다.
심지어 온몸의 뼈와 근육들까지도 얼굴과 연결되어 있었더라고요. 몸을 운동하듯, 얼굴도 운동하면 달라진다는 건
정말 놀라운 발견입니다. 얼굴의 고민을 간단하게 직접 해결하는 아안 운동은 느리지만 분명하게,
지속가능하게 내 얼굴을 가꾸고 나를 아껴주는 멋진 방법입니다. **민**

아안 운동은 그 자체로도 제게 변화를 주었지만(저는 '눈 근육 운동'과 '팔자주름 탄력 운동'을 열심히 하고 있습니다)
매일 제 얼굴을 관찰하고 돌봐주는 시간이 생겼다는 게 더 큰 변화였어요. 저를 돌봐주는 시간, 단 5분이면 되더라고요.
주민님들도 딱 5분만 나에게 온전히 집중하는 시간을 가질 수 있기를요.
그리고 한 달만 해보시면 '정말' 효과가 있답니다. 후후. **희**

정해진 미의 기준이 있는 것이 아니라, 나에겐 '나다운 얼굴'이 가장 아름답다는 것.
그 얼굴을 찾는 아안 운동은 나를 돌보고 사랑하는 방법이기도 하네요. **현**

혹시 남이 찍어준 사진을 보고, '이게 내 얼굴이라고···?' 애써 모른 척해본 적 있나요? 그 사람 바로 접니다.
흑흑. 예전부터 한쪽 턱이 다른 쪽보다 더 튀어나와 보여서 스트레스를 받았어요.
심지어 이갈이도 심해지고 턱이 너무 아프더라고요. (보톡스도 맞아봤지만 소용이 없었습니다.)
요즘은 시술 대신 책에 나오는 '깨물근 이완 운동'을 생각날 때마다 해주고 있는데요.
굉장히 시원하고 또 뿌듯해요. 꾸준히 해서 꼭 간증 글을 남겨보겠습니다! **령**

내 얼굴
비대칭?

1판 1쇄 발행일 2021년 11월 9일
1판 3쇄 발행일 2022년 3월 15일

지은이 김담희
발행인 김학원
발행처 (주)휴머니스트출판그룹
출판등록 제313-2007-000007호(2007년 1월 5일)
주소 (03991) 서울시 마포구 동교로23길 76(연남동)
전화 02-335-4422   **팩스** 02-334-3427
저자·독자 서비스 humanist@humanistbooks.com
홈페이지 www.humanistbooks.com
시리즈 홈페이지 blog.naver.com/jabang2017
디자인 스튜디오 고민   **용지** 화인페이퍼   **인쇄** 삼조인쇄   **제본** 광현제책사

자기만의 방은 (주)휴머니스트출판그룹의 지식실용 브랜드입니다.

ⓒ 김담희, 2021
ISBN 979-11-6080-723-3 13510